원시인 식사법

"GENSHIJIN SHOKU"GA BYOUKI WO NAOSU
by Hiromasa Tanizaki
Copyright ⓒ 2013 by Hiromasa Tanizaki
Original Japanese edition published in 2013 by MAKINO SHUPPAN
Korean translation rights arranged with MAKINO SHUPPAN
through Owls Agency Inc. and PLS Agency.
Korean translation edition ⓒ 2013 by SAMHO-MEDIA, Korea.

이 책의 한국어판 저작권은 PLS 에이전시를 통한 저작권자와의 독점 계약으로 삼호미디어에 있습니다.
저작권법에 의해 한국 내에서 보호를 받는 저작물이므로 무단 전재와 무단 복제를 금합니다.

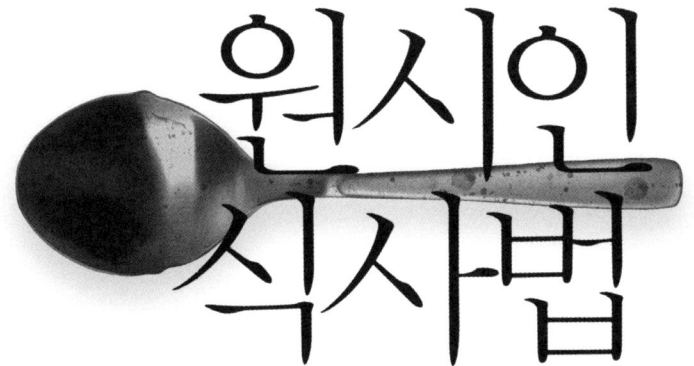

원시인 식사법

사키타니 히로유키 지음 | **박유미** 옮김

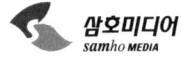

| 시작하며 |

넘쳐나는 정보 속
가장 건강한 식사 방법 찾기

현대인들은 건강한 식사법에 관한 수많은 정보의 홍수 속에서 살고 있다. '당분을 억제해야 합니다', '단식하세요', '고기는 해로우니 현미와 채소를 섭취하세요', '저지방식이 좋습니다', '열량 섭취는 최대한 제한해야 합니다……'

하지만 이렇게 많은 식사법을 모두 만족하는 식품이나 법칙은 없다. 어떤 식사법에서는 건강에 좋다는 식품과 섭취 방법이 다른 식사법에서는 건강에 나쁘다며 비판하기도 하니 말이다.

그렇다면 도대체 무엇을 먹어야 할까? 우선 매일 먹는 식사가 우리에게 어떤 의미인지, 또 언제부터 지금과 같은 식사를 하기 시작했는지를 생각해보자. 이를 알려면 인간의 기원으로 거슬러 올라가야 한다.

인간은 기후에 따라 변화하는 환경에 적응하면서 지금까지 생존해왔다. 기후와 환경의 변화에 따라 인간이 먹는 음식도 자연스럽게 변화했으며, 인간의 유전자 역시 이에 맞춰 적응해왔다. 이처럼 환경에 적응하면서 인간을 포함한 모든 생물은 유전적으로 각자에게 적합한 음식이 결정되었다. 나뭇잎이나 풀 등 식물을 먹이로 하는 초식동물을 살펴보자. 초식 동물은 곡물이나 육류를 제대로 소화하지 못한다. 유전적으로 적합하지 않은 음식이기 때문이다. 이처럼 유전적으로 소화하기 힘든 음식을 섭취하면 병이 나거나, 심지어는 죽음에 이르기도 한다. 또한 생식 능력이 퇴화하거나 아예 없어지면서 멸종 위기에 처하게 된다.

현대를 살아가는 우리도 같은 문제에 직면해 있다. 우리가 지금 다양한 병에 시달리는 것은 유전적으로 인간에게 적합하지 않은 식사를 하기 때문이다. 이에 기인해 생겨난 질병들은 최첨단 현대 의학으로도 크게 개선되지 않고 있다.

이 책에서는 유전적으로 인간에게 적합하지 않은 식사가 초래하는 건강상의 피해를 주요 주제로 삼았다. 혹시 유전적으로 인간에게 적합하지 않은 음식을 먹어서 병이 났다면, 어떤 식사를 하는 것이 옳은 것일까. 현미채식처럼 단백질과 지방 섭취를 제한해야 할까? 아니면 당질제한식처럼 탄수화물 섭취를 줄여야 할까? 예상외로 둘 다 정답이 아니다. 인간이 섭취해 온 음식을 꼼꼼히 살펴보면, 현대인들에게 어떤 식사가 필요한지 알 수 있다. 이러한 나의 연구와 경험을 모아서 정리한 것이 이 책에서 소개하는 '원시인 식사'이다.

나는 어릴 때부터 동물을 매우 좋아했기 때문에 밥상에 올라온 육류를 보면 죄책감이 들어 먹을 수 없었다. 육류만이 아니라 생선도 특유의 냄새가 싫어서 먹지 못했다. 이러한 식성 때문에 자연스럽게 조식, 현미채식, 매크로비오틱 등을 두루 경험하면서 채식 위주의 식사를 해왔다.

또한 만성 질병을 치료할 목적으로 열량제한식, 당질제한식, 앳킨스 다이어트를 시도해보기도 했는데, 이런 식사는 금기 사항이 너무 많아서 지속하기 어려웠다. 금기 사항들을 지키며 요리를 해야 했던 아내는 또 얼마나 힘들었을까. 그 생각을 하면 지금도 미안한 마음이 든다.

이처럼 다양한 식사법을 경험했지만, 그중 어떤 방법으로도 내가 원하는 효과를 얻을 수 없었다. 가령 현미채식을 하면 만성적인 설사 증상이 나타나고 살도 볼품없이 빠졌다. 또 조식, 열량제한식, 당질제한식을 하면 기운이 없어 무기력해지며 피로만 쌓일 뿐이었다. 이렇게 다양한 식사법을 시도하는 동안 한 해에 두 번씩은 고열이 나서 앓아눕는 일이 관례처럼 되었고, 지병인 구내염(口內炎)도 자주 발생했다.

하지만 원시인 식사를 시작하면서 나는 놀라운 변화를 경험했다. 쉽게 피곤해지던 몸과 마음에 에너지가 흘러넘치게 된 것이다. 무엇보다 식욕이 왕성해지고 식사 시간이 정말 즐거워졌다. 이 생생한 경험을 통해 나는 원시인 식사야말로 인류가 오랜 시간을 거치며 적응해온 바로 그 식사법이며, 내 몸이 바라던 식사임을 느낄 수 있었다.

화석에 대한 고고학 조사와 유전자 조사에 따르면, 인류는 약 260만 년 전부터 육식을 시작했다. 이로 인해 섭취열량이 높아지자 선조들은 온난한 기후의 아프리카를 떠나 세계 각지로 흩어졌고, 그 과정에서 유전자가 변화해 위도가 높은 지역에서도 정착할 수 있게 되었다.

그 후, 약 1만 년 전부터 인류 역사의 첫 번째 혁명인 농경과 목축이 시작된 것이다. 이에 따라 식사에도 큰 변화가 일어났다. 인간은 육식을 시작한 260만 년 전부터 농경 혁명을 일으킨 1만 년 전까지 같은 종류의 식사를 계속해왔다. 이렇게 260만 년 가까이 이어진 식사가 1만 년 전에 농경과 목축을 시작하면서 갑자기 바뀌게 된 것이다.

인간의 유전자가 환경에 적응하며 진화를 거듭한 긴 시간에 비해 1만 년이라는 시간은 그저 한순간에 불과할 만큼 짧은 시간이다. 갑작스러운 식생활의 변화가 낯설었는지 우리의 유전자는 아직도 제대로 적응하지 못하고 있다. 이러한 부적응의 결과, 비만을 비롯한 수많은 만성 질병이 늘어나고 있는 것이다.

이 책은 농경 시대 이전에 260만 년 동안 지속된 식사 내용을 기본으로 하며 여기에 전통 발효 식품을 더한 식사를 제안한다. 이러한 발효 식재료는 분명히 우리 몸이 유전적으로 환경의 변화에 적응해 온 결과인 것이다. 즉, 원시인 식사는 태곳적부터 생사를 거듭하면서 우리의 몸에 오랫동안 각인된 것이다. 따라서 유전적으로 잘 맞는 식사라고 할 수 있다.

그뿐만 아니라 이 원시인 식사는 무척 쉬워서 이 책을 읽고 바로 다음 식사에 적용해볼 수 있다. 망설이지 말고 일단 시작해보자. 먹는 즐거움과 더불어 자연스러운 다이어트 효과까지 체험하게 될 것이다. 또 열량을 제한하지 않으므로, 특별한 체질이 아닌 한 실컷 먹어도 살이 빠지고 건강이 회복되어 만성 질병을 치유하는 효과도 볼 수 있다.

한마디로, 원시인 식사는 인류의 진화 시점부터 시작되었으며 우리의 유전자에 최적화된 '유전자 적합형 식사'다. 원시인 식사로 활력이 넘치는 인생을 즐기길 바란다.

사키타니 히로유키

차 례

시작하며 – 넘쳐나는 정보 속 가장 건강한 식사 방법 찾기 004

일러두기 – 원시인 식사의 추천 식품과 금기 식품 012
　　　　　원시인 식사의 레벨과 실행 방법 013

chapter 1
인류의 유전자에 가장 알맞은 식사

운동하지 않아도 살이 빠지는 건강한 식이요법	016
내 유전자에 가장 알맞은 식사가 병을 고친다	019
피곤이 사라지고 활력 넘치는 생활이 찾아온다	022
인류는 육식을 통해 더욱 건강해졌다	027
육식이 인간의 대뇌를 발달시켰다	031
역사상 가장 풍요로웠던 수렵·채집 시대	036
수렵·채집 민족은 장수했다	040
우유를 먹으면 왜 설사를 하게 될까?	044
우리가 먹은 것이 질병을 만든다	048
육식은 다이어트에도 효과 만점	053
육식은 정말 몸에 해로울까?	058
곡물 섭취를 줄이고 채소와 과일은 충분히 먹는다	061
건강에 좋은 지방과 나쁜 지방	065
매년 3만 명이 돌연사하는 원인 물질	070
소금은 최대한 줄이기	073
피자를 먹으면 혈액은 어떻게 될까?	075
주식이 쌀밥이면 각기병에 걸리기 쉽다	077
곡류와 콩이 함유한 독	081

chapter 2
당신의 식탁이 장에 구멍을 내고 있다

만성염증에서 질병 관찰하기	086
이물질의 대부분은 장을 통해 침입한다	090
장에 뚫린 구멍이 병을 일으킨다	093
난치병과 비만을 피하는 방법	096
장에 구멍을 뚫는 진통제와 정맥주사	098
과자, 곡류, 콩류의 섭취에 주의하자	101
콩이 지닌 독, 사포닌	105
가장 완벽한 식품이라 불리는 우유의 실체	108
당뇨병과 암은 우유와 어떤 관계일까?	111
만성염증을 예방하는 원시인 식사	114
대변 이식을 통해 장 건강을 되찾는다	117
지나치게 깔끔한 것도 독이 될 수 있다	120
장내 세균이 꼭 필요한 이유	123
질병을 근본적으로 치료하는 원시인 식사	126

chapter 3
원시인 식사와 다른 식사법은 무엇이 다를까?

탄수화물제한식과 원시인 식사는 다르다	130
탄수화물, 섭취하지 않으면 위험하다	133
탄수화물, 너무 적게 먹어도 위험하다	136
우유가 정말 뼈를 튼튼하게 만들까?	139
우유와 유제품에 대한 경종	142
저탄수화물식으로는 식이섬유를 제대로 섭취할 수 없다	147
채식주의자의 문제	149
인도인의 심장병 발병률이 높은 이유	152
콩과 현미는 미네랄의 흡수를 방해한다	155
채식은 면역력을 떨어뜨려 병을 만든다	158
지방이라고 다 버려서는 안 된다	160
현미는 미네랄의 흡수를 막는다	163

chapter 4
오늘부터 시작하자! 원시인 식사

원시인 식사, 우선 이것만은 지키자	168
고기는 지방을 잘라내고 먹는다	170
채소와 과일은 유기농 제품으로 고른다	173
발효 식품을 이용하자	175
백미는 하루에 한 그릇만 먹는다	177
조리 시간과 방법에 따라 음식은 독이 될 수도 있다	179
원시인 식사 조리 방법	181

원시인 식사 조리용 기름　　　　　　　　　　　　　　　184
원시인 식사 양념 만들기　　　　　　　　　　　　　　186
원시인 식사 1주일 메뉴　　　　　　　　　　　　　　　188

chapter 5
살이 빠지면서 건강해지는 원시인 식사

제3의 열량 소비 방법을 활용한다　　　　　　　　　　192
공복감 없이 다이어트가 가능하다　　　　　　　　　　195
문명인보다 건강한 수렵·채집 민족　　　　　　　　　197
당뇨병에 탁월한 효과를 발휘하는 원시인 식사　　　201
원시인 식사는 암을 예방한다　　　　　　　　　　　　204
뛰어난 안티에이징 효과　　　　　　　　　　　　　　　208
탄수화물을 적게 먹어야 치매가 예방된다　　　　　　211
원시인 식사의 질병 사례와 체험 보고서　　　　　　　213

원시인 식사가 선사한 기적 같은 치유 경험담
사례 1 20년간 앓았던 류머티즘이 나아 이젠 여행도 다닌다! 217
사례 2 당뇨병도 완치되고 7kg 체중 감량까지 성공! 219
사례 3 초등학생 때부터 시작된 온 중증 아토피, 2주 만에 개선! 221
사례 4 심각했던 갱년기 장애가 개선된 동시에 12kg 체중 감량 223

마치며 – 육식이 바로 인간 진화의 원천 228

| 일러두기 |
원시인 식사의 추천 식품과 금기 식품

	추천 식품	
1	육류(지방분을 최대한 잘라낼 것)	
2	어패류	
3	채소류(감자는 제외)	
4	해조류, 버섯류	
5	과일류(바나나, 포도, 망고는 제외)	
6	발효 식품(유제품은 제외)	
7	달걀	
	금기 식품	
1	곡류(쌀류, 면류, 빵 등)	
2	두류, 견과류	
3	유제품(우유, 버터, 요구르트, 치즈 등)	
4	감자류	
5	바나나, 포도, 망고	
6	알코올류	
7	백설탕, 소금, 벌꿀	
	절대 금기 식품	
1	가공품(햄, 베이컨, 소시지 등)	
2	과자류	
3	시판용 음료수류(미네랄워터, 무가당 차는 제외)	
4	마가린, 땅콩버터, 쇼트닝	
5	염분이 많은 식품(절임, 훈제, 건어물 등)	

원시인 식사의 레벨과 실행 방법

레벨 1	다이어트가 목적인 경우

기본 식사는 추천 식품을 중심으로 하되 총량의 20%는 금기 식품을 먹는다. 먹는 양은 제한 없지만 곡류는 하루에 쌀밥 한 공기까지만 허용한다. 절대 금기 식품을 포함해 1주일에 4식은 좋아하는 것을 마음껏 먹어도 된다.

레벨 2	좀 더 건강해지고 싶은 경우

기본 식사는 추천 식품을 중심으로 하되 총량의 20%는 금기 식품을 먹는다. 먹는 양은 제한이 없지만 곡류는 금지한다. 절대 금기 식품을 포함해 1주일에 4식은 좋아하는 것을 먹어도 되지만 그 양을 제한한다.

레벨 3	병을 치료하고 싶은 경우

기본 식사는 추천 식품을 중심으로 하되 총량의 20%는 금기 식품을 먹는다. 먹는 양은 제한이 없지만 곡류는 금지한다. '절대 금기 식품'은 절대 먹지 않는다. 좋아하는 음식도 허용되지 않는다.

Chapter
1·

인류의 유전자에
가장 알맞은 식사

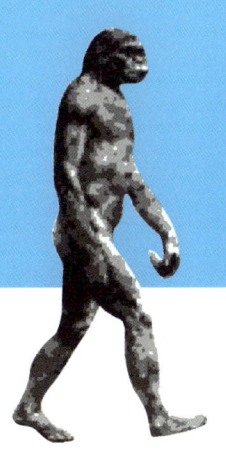

운동하지 않아도
살이 빠지는
건강한 식이요법

원시인 식사를 시작한 사람들은 생각하지 못했던 다이어트 효과에 놀라는 경우가 많다. 다이어트 효과라는 표현을 썼지만, 그저 무턱대고 살이 빠지는 것이 아니라 각자에게 맞는 정상 체중을 찾는 과정을 거치면서 나타나는 현상이다.

세계보건기구 WHO는 비만도를 측정할 때 BMI Body Mass Index라는 체질량지수를 이용하는데, 이 책에서 제시하는 원시인 식사를 지속하면 BMI에서 제시하는 정상 체중에 가까워지게 된다. BMI를 산출하는 공식은 다음과 같다.

> **BMI 산출 방법**
>
> BMI = 체중 kg ÷ (키 m × 키 m)
>
> - 세계보건기구의 비만 기준
>   저체중 18.4 이하
>   정상 18.5~24.9
>   과체중 25.0 이상
>
> - 대한비만학회의 비만 기준
>   저체중 18.4 이하
>   정상 18.5~22.9
>   과체중 23.0 이상
>
> - 예를 들어 키 158cm, 체중 53kg일 경우
>   53 ÷ (1.58 × 1.58) = 21.230
>   → BMI 21.2이므로 정상이다.

 원시인 식사는 칼로리는 물론 식사량도 제한하지 않는다. 한마디로 배가 부를 때까지 먹어도 된다는 뜻이다. 하지만 신기하게도 이 식사를 시작하고 1~3개월이 지나면 체중이 줄어든다.

 내가 제시한 식사법 지도를 받고 체중 감량에 성공한 실제 사례 중에는 1개월 만에 체중이 10kg 줄어든 44세 여성도 있고, 3개월 만에 체중이 5kg이나 줄어든 48세 여성도 있어 다이어트 효과는 개인에 따라 차이를 보였다.

 일반적인 다이어트는 지금보다 식사량을 줄이거나 운동량을 늘리는 방법으로 실시하는데, 원시인 식사는 칼로리 섭취를 줄이기 위해 식사량을 제한하지 않는다. 또한 운동을 해서 다이어트 효과를 높이라고 강요하지도 않는다. 원시인 식사는 위에서 언급한 다이어트의 두 가지 방법 중 어느 것도 아닌, 제3의 방법인 에너지 소비법에 의해 살이 빠진다. 이와 같이 원시인 식사에서 이루어지는 에너지 소비법을 식이성 발열 효과[*]라

고 한다.

우리가 섭취한 음식물은 체내에서 대사 과정을 거친다. 음식물을 이용해 에너지를 만들고 배출하는 대사 과정에서 열이 발생하면서 에너지가 소비되는 것이다. 이렇듯 대사 과정에서 발생하는 에너지 소비가 생각하지 못했던 다이어트 효과를 발휘하는 것이다.

원시인 식사는 식이성 발열 효과 외에도 몇 가지 효과가 복합적으로 작용해 다이어트 효과가 나타난다. 따라서 식사량을 줄이지 않고도 다이어트 효과를 경험할 수 있는 것이다.

● 식이성 발열 효과 : 섭취한 음식물을 소화하는 데 사용되는 에너지의 양. 지방과 비교해 탄수화물은 2배, 단백질은 4배 정도의 에너지가 소비된다.

내 유전자에
가장 알맞은 식사가
병을 고친다

원시인 식사는 유전적으로 인간에게 가장 적합한 식사로 다이어트 효과 외에도 몸을 건강하게 만드는 효과가 있다. 또한 이 식사를 시작하면 몸에 에너지가 넘치는 것을 느낄 수 있으며, 어떤 질병에도 탁월한 효과를 발휘한다. 그와 관련된 질병과 증상을 살펴보자.

위에서 소개한 대부분의 질병은 현대 의학으로도 치료하기 어려운 것들로 환자들은 몇 군데의 병원을 다녀도 병이 개선되지 않자 나를 찾아오게 되었다. 이러한 난치성 만성질환에는 공통된 증상이 있는데, 바로 장에 구멍이 뚫리는 '장누수 증상leaky gut syndrome'이 그것이다. 장누수 증상에 대해서는 챕터 2에서 자세히 설명한다.

원시인 식사로 효과를 볼 수 있는 질병과 증상

· 고혈압, 비만, 당뇨병, 심장 및 혈관계질환, 뇌졸중 등 심혈관질환이 동시다발적으로 발생하는 대사증후군*

골다공증

· 관절 류머티즘, 다발성 경화증*, 염증성 장염, 전신성 홍반성 낭창, 쇼그렌증후군*, 만성 갑상선염, 강피증*, 마른버짐, 자기면역성 두드러기, 자기면역성 간염 등의 자기면역질환*

· 변비, 치질, 속 쓰림, 소화불량, 맹장염, 위·십이지장 궤양, 담석 등의 소화기계질환

신장결석

메니에르증후군*

천식, 폐기종* 등의 호흡기계질환

근시

암

- 대사증후군 : 만성적인 대사 장애로 인해 고혈압, 고지혈증, 비만 등의 여러 질환이 한꺼번에 나타나는 것. '내장지방증후군' 이라고도 한다.
- 다발성 경화증(多發性硬化症) : 뇌, 척수 등의 중추 신경계에 발생하는 염증이다. 내부의 세포를 이물질로 인식한 백혈구가 신경 세포를 둘러싼 세포 등을 공격해 염증을 일으킨다. 자기면역질환 중 하나이다.
- 쇼그렌 증후군(sjogren's syndrome) : 신체 밖으로 액체를 내보내는 외분비샘의 림프구에 문제가 생겨 외분비샘이 파괴되는 자기면역질환이다. 대표적인 증상으로는 구강건조증과 안구건조증이 있다.
- 강피증(强皮症) : 만성적으로 피부가 딱딱해지고 두꺼워지는 질환.
- 자기면역질환 : 면역을 담당하는 혈중 단백질의 균형이 깨져서 생기는 질병으로 자신의 어떤 신체 성분에 변질이 일어나 그것에 대한 항체를 만들어 정상적인 세포를 공격함으로써 발생한다.
- 메니에르 증후군(meniere's disease) : 귀울림, 난청과 함께 갑자기 평형감각을 잃고 현기증이나 발작을 일으키는 질환.
- 폐기종 : 폐 속의 공기 공간의 크기가 정상보다 넓어지는 병. 폐포 벽의 파괴와 기침, 호흡 곤란 등이 나타난다.

원시인 식사 지도를 받고 실제로 질병이 개선된 사례

- 63세 여성, 관절 류머티즘 : 1개월 만에 관절통과 조조강직* 증상이 사라짐
- 16세 여성, 아토피성 피부염 : 1개월 만에 스테로이드제에서 해방
- 48세 여성, 갱년기 장애 : 갱년기 장애로 인한 모든 증상이 개선되고, 체중이 12kg 감소
- 24세 여성, 전신성 홍반성 낭창 : 3개월 만에 염증반응이 줄어들고, 신장 기능 개선
- 72세 여성, 고혈압 : 3개월 만에 혈압약 복용 중지
- 38세 여성, 성인 당뇨병 : 3개월 만에 완치되어 당뇨약 복용 중지
- 24세 여성, 구내염 : 3개월 만에 재발 없이 치료
- 75세 여성, 치매 : 3개월 만에 증상 크게 개선

  원시인 식사는 장누수 증상의 해결책으로 이용되기도 한다. 또한 알레르기나 생활 습관병과 같이 치유되기 어려운 만성질환이나 난치병에도 효과를 발휘하는 식사법이다.

● 조조강직(早朝剛直) : 아침에 자고 일어났거나 오랜 시간 같은 자세로 있었을 경우, 관절이 뻣뻣해져 움직이기 어렵다가 시간이 조금 지난 뒤에 움직임이 좋아지는 현상.

피곤이 사라지고
활력 넘치는 생활이
찾아온다

머리말에서 언급했지만 나는 무엇보다 내가 직접 경험한 것을 독자 여러분에게 있는 그대로 전하고 싶다. 어릴 때부터 동물을 정말 좋아했던 나는 귀여운 동물로 요리를 만들어 먹는다는 것에 심한 거부감을 느꼈다. 더욱이 생선과 조개류는 냄새부터 속을 거북하게 만들었기 때문에 자연스럽게 채식주의자가 될 수밖에 없었다. 그러다 보니 조식*, 현미채식, 매크로비오틱* 등 흔히 알려진 채식 방법은 모두 시도해보았다.

이렇게 채식을 지속하면서 나는 현미가 내 몸에 맞지 않는다는 사실을 알게 되었다. 현미로 밥을 해서 먹으면 설사를 하고 몸 상태가 나빠져 결

- 조식 : 소박하면서도 정갈한 식사.
- 매크로비오틱 : 동양의 자연 사상과 음양 원리에 뿌리를 둔 식생활법. 신토불이, 일물전체 등의 원칙을 지키며 유기농 곡류와 채식 중심의 식사를 권한다. 식품을 다듬지 않고 있는 그대로 섭취해야 식품 고유의 에너지를 고스란히 섭취할 수 있다고 믿는 식사법이다.

국 쌀밥으로 바꾸어야 했다. 또 육류나 어패류를 먹지 않은 대신 쌀이나 빵, 감자 등을 많이 먹었기 때문에 3대 영양소 중 탄수화물 섭취량이 당연히 늘어날 수밖에 없었다. 별생각 없이 식사를 하다가 문득 정신을 차려보니 밥을 두 공기나 먹고 있었던 적도 있었다. 견과류나 씨앗은 거의 먹지 않는 편이어서 지방 섭취는 거의 유제품으로 했다.

당시 내 건강 상태는 매우 심각해서 의사로서 부끄러울 지경이었다. 늘 피곤에 지쳐 있었고, 입에는 구내염이 자주 발생했으며, 마른 체질이었는데도 고지혈증*으로 내장 지방이 쌓여서 올챙이처럼 배만 볼록 튀어나온 상태였다. 게다가 불면증과 우울증도 앓고 있어 그야말로 '걸어 다니는 종합병원'이었다.

그뿐만 아니라 지병인 혈관미주신경반사 증상도 자주 나타났다. 혈관미주신경반사란 어떤 스트레스를 받게 되면 심한 구역질과 구토가 일어나고 갑자기 전신에 식은땀이 흐르며, 심하면 실신하기도 하는 질환이다.

이러한 몸 상태를 개선하기 위해 철저한 계획을 세워 2005년부터 생활습관을 개선하기 시작했다. 먼저 업무량을 조절했다. 뇌신경외과 업무를 그만두면서 24시간 체제로 운영되는 병원의 긴급 호출에서 벗어나게 되었다. 한 달에 보름 정도 맡았던 당직 근무도 주 1~2회로 줄여서 규칙적인 생체리듬을 회복하기 위해 노력했다. 다음으로는 운동을 했다. 운동이 정신 건강에 좋다는 것을 경험을 통해 알고 있었기 때문에 등산을 정기적으로 했다.

* 고지혈증 : 혈액 중의 콜레스테롤과 중성지방이 많은 상태.

이렇게 부단히 노력한 결과, 쉽게 피로를 느끼던 상태는 개선되었지만 근본적인 문제는 여전히 남아 있었다. 낮에 선잠이라도 자지 않으면 밤까지 버티지 못할 정도로 체력은 여전히 약했고 구내염도 낫질 않았다. 또 1년에 두 번은 환자들에게 감기가 옮아 고열로 끙끙대며 잠을 이루지 못했다.

이와 같은 상황이 이어지다 보니 내 건강도 지키지 못하면서 어떻게 환자를 고친다는 것인가 하는 생각이 들어 2011년부터 공부를 다시 시작했다. 내가 갖고 있는 문제뿐만 아니라 전국에서 찾아오는 난치병 환자를 확실하게 치료해보자는 생각으로 진화학·생물학에서부터 기초의학에 이르는 공부를 이어갔다.

그리고 공부를 하면서 나는 내 몸이 어쩌다 이렇게 심각한 지경에 이르게 되었는지 그 원인을 알게 되었다. 문제는 바로 '만성염증'이었다. 현대인의 정신적 스트레스와 잘못된 식습관이 모든 질병의 원인이 되는 만성염증을 유발한 것이다. 내 경우에는 육류, 생선과 같은 음식을 거의 먹지 않은 데다 탄수화물과 콩을 너무 많이 먹은 것이 문제였다.

문제의 원인을 알고 곧바로 식사법을 바꾸었다. 원시인 식사를 시작해 육류, 어패류, 채소, 과일, 낫토를 기본적인 식사로 하고 쌀밥은 반 그릇 정도만 먹었다. 이렇게 2주 동안 계속하자 체중이 5kg 줄었다. 원래 마른 체질이었던 나는 매우 놀랐다. 처음에는 체중계가 고장 났을 수 있다는 생각에 다른 체중계로 재봐도 마찬가지였다.

하지만 체중이 줄어든 것보다 더 큰 변화는 따로 있었다. 그것은 나를 가장 힘들게 했던 피로감이 사라졌다는 점이다. 원시인 식사를 시작한 지 한 달도 지나지 않아 나타난 변화였다. 게다가 하루에 두 끼만 먹어도 온종일 활기차게 생활할 수 있어서 자연히 점심을 먹지 않게 되었다. 이 정도의 건강 상태라면 하루 한 끼만 먹어도 끄떡없을 것 같았지만, 체중 유지를 위해 지금은 하루 세끼를 다 챙겨 먹는다.

그러던 중 문득 나는 더 이상 구내염 증상이 나타나지 않게 되는, 또 하나의 놀라운 변화를 경험했다. 또한 감기 환자와 접촉해도 감기가 옮지 않았다. 무엇보다 뇌 기능이 활발해졌으며, 일처리도 이전보다 빠르고 실수 없이 할 수 있었다.

그러나 원시인 식사를 지속할 때는 한 가지 기억할 사항이 있다. 어떤 식사법이든 너무 엄격하게 지키려 하면 오히려 지속하기가 어렵다는 점이다. 따라서 가끔씩은 식단을 느슨하게 짤 필요도 있다. 나는 환자들에게 이렇게 말하곤 한다. "식단을 너무 엄격하게 지킬 필요는 없어요. 80%정도만 지킨다는 생각으로 하세요. 그래야 오래 할 수 있어요." 나 역시 식사의 20%는 먹고 싶은 것을 먹는다. 주말에는 집에서 달콤한 빵이나 케이크를 먹으면서 휴식을 취한다.

이와 같은 과정을 통해 내 몸은 기적처럼 건강해졌다. 이러한 변화가 가능했던 것은 내가 경험한 원시인 식사가 인류의 유전적 요인에 가장 적합한 식사였기 때문이다. 다음은 원시인 식사의 재료로 추천하는 식품이다.

① 육류

② 어패류

③ 채소류(감자는 제외)

④ 해조류, 버섯류

⑤ 과일류(바나나, 포도, 망고는 제외)

⑥ 발효 식품(유제품은 제외)

⑦ 달걀

 그렇다면 원시인 식사가 인류의 유전적 요인에 가장 적합하다는 근거는 무엇일까? 챕터 1에서는 원시인 식사의 식단으로 위와 같은 식품을 추천하는 이유에 대해 알아본다.

인류는 육식을 통해 더욱 건강해졌다

현재 가장 오래된 인류의 화석은 2001년 중앙아프리카 차드 지역에서 발견된 '사헬란트로푸스차덴시스Sahelanthropus Tchadensis'이다. 이들은 인류가 침팬지와 같은 조상에서 갈려져 나온 직후인 700만 년 전쯤에 살았던 것으로 추정되며, 두개골이 작아서 뇌 용량이 현재 인류의 3분의 1을 조금 넘는 320~380cc 정도였다. 뇌는 발달하지 않았지만 두개골의 모양으로 볼 때 직립보행을 했을 것으로 추정된다.

이어서 등장한 인류는 오스트랄로피테쿠스Australopithecus이다. 약 420만 년부터 200만 년 전까지 오스트랄로피테쿠스를 거쳐 호모하빌리스를 포함한 6~12종의 호모˙가 등장했다. 이 중 최초로 등장해 현생 인류의 조상이라 여기는 오스트랄로피테쿠스는 아프리카 숲에 살면서 과일, 잎, 견

• 호모(homo) : 현생 인류를 뜻하는 속명.

과류, 곤충과 동물의 사체를 먹었던 것으로 추정된다. 두껍고 단단한 과일의 껍질도 깰 수 있는 큰 어금니와 단단한 턱, 커다란 창자로 보아 그들은 식물성 음식에서 대부분의 열량을 섭취했던 것으로 보인다.

화석 조사에 따르면 약 260만 년 전부터 인류의 식사에는 큰 변화가 나타났다. 동물성 식사량이 늘어난 것이다. 그런데 이 무렵의 인류는 아직 수렵 기술이 발달하지 않아서 덩치가 큰 동물에게 잡아먹히는 일이 잦았다. 당연히 매머드 같은 대형 동물을 사냥해서 고기를 얻을 수도 없었다.

그렇다면 동물성 식사가 늘었다는 화석 조사는 과연 사실일까. 이 화석 조사는 약 260만 년 전 석기의 출토 기록과도 일치하는데, 그 당시의 인류는 육식동물이 먹다 남긴 동물의 사체를 해체하는 도구로 석기를 사용하였다. 아마도 죽은 동물의 뼈를 석기로 깨서 열량이 높고 영양이 풍부한 골수와 뇌를 먹었을 것이라고 추정된다.

그리고 약 250만 년 전, 다양한 환경 변화에 적응해 온 오스트랄로피테쿠스보다 더욱 진화한 인류인 '호모하빌리스Homo habilis'가 출현하게 된다. 호모하빌리스가 사용한 석기는 아프리카 동부의 올두바이 협곡에서 발견되었다고 하여 '올두바이 공작Olduvai industry'이라고 부르는데 대부분 돌을 깨서 만든 단순한 것이다. 하지만 짐승의 껍질을 벗기거나 뼈에서 살을 발라내고 두개골을 깨 골수 등 내용물을 얻기에는 충분한 도구였을 것이라 추정된다.

그 무렵, 지구는 기후와 환경이 변하기 시작했다. 점점 한랭·건조해지면서, 오스트랄로피테쿠스가 살던 숲은 초원으로 변해갔다. 초원으로 변한 땅에서 더 이상 과일과 풀을 구할 수 없게 되자 어쩔 수 없이 동물의 사체 따위를 찾아다니게 되었다.

　화석 조사에 따르면 숲이었던 곳이 초원으로 변하자 오스트랄로피테쿠스는 물가로 이동해 생활하였다. 420만 년 전에는 호수와 강변에서 생활하기도 했는데, 아마도 인간을 포식하는 육식동물에 쫓겨 물가로 이동한 것으로 추정된다. 초원에서 물가로 옮기게 되면서 육식동물의 먹잇감이 될 위험에서 벗어났을 뿐만 아니라 물 속에 사는 동식물도 먹을 수 있게 되었다. 생활 터전을 잃은 것이 인류에게는 오히려 행운으로 작용했던 셈이다. 동물의 사체와 물속의 동식물도 먹기 시작하자 섭취 열량은 전보다 늘어났고, 섭취 열량의 증가에 따라 소비 열량 역시 늘어나게 되었다. 단적인 예로, 호모에렉투스 여성의 1일 소비 열량은 오스트랄로피테쿠스 여성에 비해 66%나 높았다. 더욱이 수유기에는 평소 소비 열량의 2배나 되었다.

　이처럼 필요한 열량이 점차 늘어나자 여성의 몸은 자연스럽게 피하에 지방을 축적하였다. 부시먼이라고도 불리던 남아프리카 코이산 인종 Khoisan race 여성의 돌출된 엉덩이는 다량의 지방이 축적된 모습을 하고 있다.

　오스트랄로피테쿠스의 신장은 평균 약 122cm로 몸집이 작은 편이었다. 이에 반해 약 50만 년 전에 출현한 호모에렉투스는 신장이 평균 183cm로 훨씬 크고 직립보행이 가능했다. 이처럼 신장이 커지고 직립보행을 할 수 있던 것은 동물성 음식이 총섭취 열량의 약 65%나 차지했기 때문이다. 하지만 인류 진화의 역사에서 동물성 식사가 가져온 변화는 단순히 신체를 발달시킨 것만은 아니었다. 다음으로 동물성 식사가 가져온 또 다른 변화에 대해 알아보자.

육식이
인간의 대뇌를
발달시켰다

약 260만 년 전 인간의 유전자가 육식에 적응하기 시작하면서부터 섭취 열량은 급격히 늘어나게 되었다. 이에 반해 고양잇과의 육식동물과 같이 대량의 식물을 소화시키는 기능은 약해졌다. 소화기관인 창자의 길이가 짧아졌기 때문이다. 채식동물과 육식동물은 소화기관의 길이가 다르다. 소화기관과 몸길이의 비율로 보면, 초식동물에 가까운 돼지가 25 대 1인데 비해, 고양이는 4 대 1이다. 육식에 특화된 고양잇과의 동물은 그만큼 창자가 짧은 것이다.

인간의 경우, 이와 관련해 육식에 적응하는 과정에서 두드러진 특징이 나타난다. 소화기관이 짧아지면서 상대적으로 뇌가 커졌다는 사실이다. 이것을 뇌-장의 균형* 현상이라고 한다.

영국의 인류학자 레슬리 아이엘로Leslie Aiello와 피터 휠러Peter Wheeler에 따르면, 인간의 소화기관의 길이는 다른 영장류와 비교했을 때 상당히 짧다고 한다. 몸길이를 기준으로 예측할 수 있는 소화기관의 길이를 산출하면 간장, 심장, 신장 등의 비율은 다른 영장류와 비슷하지만 소화기관의 길이는 약 절반 정도에 불과하다.

인간이 불을 이용해 익힌 음식을 먹게 되면서 소화율이 높아졌고, 그만큼 소화기관의 활동을 줄일 수 있었다. 그 결과 소화기관에서 사용하던 에너지를 뇌에서 쓸 수 있게 돼 뇌가 커지게 된 것이다. 이렇게 소화기관이 짧아지면서 뇌가 커진 것을 '뇌-장의 균형'이라고 하며, 이는 앞서 언급한 인류학자 레슬리와 피터의 연구를 통해 알려졌다.

이와 같은 균형은 유인원 이외에 현존하는 다른 동물에서도 발견된다. 아프리카 대륙 동북부의 나일 강에 서식하는 엘리펀트노즈 피시*는 소화기관이 비교적 짧은 편인데, 남는 에너지를 거대한 뇌를 유지하는 데 쓴다고 한다. 또한 조류 중 일부는 소화기관을 축소해 남는 에너지를 날개 근육을 키우는 데 사용하기도 한다.

인류의 경우, 소화기관에서 절약한 에너지는 오로지 뇌를 크게 만드는 데 이용되었다. 그 결과 인류의 소화기관은 다른 영장류의 약 60%까지 축소되었고, 뇌 용량은 30% 증대되었다.

오스트랄로피테쿠스의 뇌 용량은 400~500cc였지만, 다음 인류인 호

- 뇌-장의 균형(gut-brain trade-off) : 약 260만 년 전부터 인류의 식사가 식물성에서 동물성으로 변하면서 식물의 소화에 사용하던 에너지를 '뇌의 비대화와 발달'에 사용하게 된 것을 의미한다.
- 엘리펀트노즈 피시(Elephant-nose fish) : 이 물고기의 뇌는 몸 전체의 부피에서 3.1%를 차지하고 전체 에너지 사용량 중 60%를 뇌에 소비하므로, 뇌의 부피가 몸의 2.3%를 차지하고 20%의 에너지를 소비하는 인간의 뇌를 앞지른다.

모하빌리스의 뇌 용량은 600~800cc로 늘어났다. 오스트랄로피테쿠스와 호모하빌리스의 체중은 거의 같았으므로, 뇌 용량에서는 큰 차이를 보인 셈이다.

190만 년 전부터 10만 년 전까지 호모에렉투스에서 호모사피엔스로 진화를 계속하는 동안, 인류의 뇌용량은 1,200~1,490cc까지 늘었다. 뇌의 크기가 오스트랄로피테쿠스의 3배가 된 것이다.

뇌는 크기가 몸 전체의 2% 정도에 불과하지만, 인간이 섭취하는 전체 열량의 20%나 소비하는 기관이다. 그야말로 대식가인 셈이다. 유인원 시대에는 8~9%에 불과했던 뇌 소비 열량은 이후 뇌를 더욱 활용하면서 큰 폭으로 늘어나게 되었다.

동물의 골수, 지방 조직, 뇌 조직은 열량이 높다. 뇌 조직의 성장과 발달에는 긴사슬지방산이라는 필수지방산이 필요한데, 동물의 골수, 지방 조직, 뇌 조직과 어류에는 이러한 필수지방산이 풍부하게 함유되어 있다. 이와 같은 측면에서 보아도 육식이 인류의 뇌를 대형화하는 데 기여했다는 사실을 알 수 있다.

신생아의 뇌 무게는 불과 340g이며, 그중 지질은 9g 정도이다. 아이가 성장해 3세가 되면 뇌의 무게는 1,100g, 지질은 130g이나 된다. 교토대학의 영장류학자 야마기와 주이치(山極寿一) 교수는 그의 저서인 《가족진화론》에서 다음과 같이 말하였다.

"현대의 아기는 3kg이 넘는 체중으로 태어나는데, 이유기에는 출생 시의 3배 정도인 9kg 안팎에 불과하다. 한편 고릴라의 새끼는 2kg이 채 안 되는 체중으로 태어나서 이유기에 20kg이 된다. 이 차이에는 어떤 의미가 있을까. 아기의 체지방률은 25~30%, 고릴라는 5%다. 지방은 빠른 속도로 성장하는 뇌를 지원해주는 연료탱크이다. 5세 이하의 아동들은 섭취 열량의 45~80%를 뇌의 성장에 쓰고 있다. 반면 새끼 고릴라는 인간처럼 대량의 열량을 뇌의 성장에 사용하지는 않으므로, 대부분 신체를 성장시키는 데 사용하게 된다. 인간과 고릴라의 이러한 차이가 출생 당시와 이유기의 체중 차이로 나타나는 것이다."

이처럼 인간의 뇌는 출생 후에 크게 발달하는데, 신생아의 뇌 성장에는 필수지방산인 긴사슬지방산이 특히 필요하다. 소화기관뿐만 아니라 근육에서 필요로 하는 열량도 뇌에 공급되기 때문에 현대의 우리는 선조보다 근육량이 매우 떨어지는 편이다. 그리고 이것 역시 환경에 적응한 결과다.

뇌가 커지고 발달하게 되자 인간은 투창기나 활 등 새로운 무기를 발명하게 된다. 따라서 사냥꾼은 탄탄한 삼두박근, 광배근, 대흉근 같은 상체 근육과 잘 발달한 하체 근육이 없어도 창을 던져서 덩치 큰 사냥감을 쓰러뜨릴 수 있게 되었다. 이렇게 되자 인류는 코이산 인종처럼 가볍고 달리기가 빠른 특성을 갖추어야 생존경쟁에서 유리하게 되었다.

음식을 씹는 치아도 작아져서 견과류처럼 단단한 껍질을 깰 때는 어금니를 사용하게 되었다. 부드러운 고기를 먹기 시작하자 큰 어금니와 튼튼한 턱은 더 이상 필요하지 않게 된 것이다. 이처럼 치아와 턱의 형태가 변화된 것도 아프리카의 환경 변화에 적응한 결과라 할 수 있다. 직립두발보행, 체모의 소실, 언어 사용, 지방의 축적 등은 유인원에게는 없었던 인류의 특징이다. 무엇보다도 육식을 함에 따라 뇌가 커졌고, 추상적인 사고를 하게 되었으며 이로써 자의식을 형성하게 되었다. 이는 인간을 인간답게 만든 가장 큰 변화이다. 이 모든 것은 환경의 변화에 따른 자연스러운 선택이며, 우리의 선조가 적응해온 결과이다.

역사상 가장 풍요로웠던
수렵·채집 시대

수렵·채집 생활을 하던 인류가 정착 생활을 하면서, 농경을 시작한 것은 약 1만 년 전으로, 말하자면 약 1만 년 전까지 인류는 수렵과 채집을 하며 살아왔고, 야생의 음식물에 의지해왔다.

음식을 구하게 되더라도 몇 시간 혹은 며칠 이내에 다 먹어치우고, 주변의 먹을거리가 고갈되면 채집을 위해 생활 터전을 며칠 혹은 몇 개월마다 이동하는 생활을 했다. 낮에는 끊임없이 음식을 찾아다니고, 밤이 되면 육식동물에게 잡아먹힐지도 모른다는 공포에 떨면서, 오랫동안 온갖 두려움과 위험, 고달픔에 시달려온 것이다.

17세기의 유명한 영국 철학자 토마스 홉스도 저서 《리바이어던 The Leviathan》에서 수렵·채집 민족의 모습을 다음과 같이 서술하였다.

"시간의 관념, 예술, 문자, 사회라는 것이 존재하지 않았고, 끊임없이 몰려드는 공포와 폭력에 떨어야 했던 시대였다. 그 당시 인간의 일생은 고독했으며, 야만적이고 초라한 모습으로 짧은 인생을 살았다."

아프리카와 중남미에서 영장류를 연구하는 워싱턴대학 교수 로버트 사스만Robert Sussman도 그의 저서 《인간은 음식물 덕분에 진화했다》에서 인류는 유사 이래 언제나 포획당하는 쪽이었고, 육식동물에게 먹힐지도 모른다는 정신적인 압박이 인간을 현재의 모습으로 진화하게 만들었다고 주장한다.

하지만 한편으로, 여기에 정반대 의견을 표명하는 학자도 있다. 인류학자 마셜 살린스Marshall Sahlins는 20세기 중반의 수렵·채집 민족에 관한 연구의 집대성작인 《석기시대의 경제학》이라는 저서에서 수렵민족이 경제적으로 곤궁하고, 온종일 쉬지 않고 일해야 겨우 살아남을 수 있었던 인류라는 뿌리 깊은 편견에 반론을 폈다.

여러 민족학적 조사를 통해 살린스는 전 세계 대부분의 수렵·채집 민족이 음식물을 획득하는 데 성인 노동자 1인은 하루 평균 3~4시간만 노동한다는 사실을 밝혀냈다. 여유 시간에 그들은 낮잠을 자거나 놀이를 하면서 시간을 보낸다. 어떤 수렵 민족에게 왜 농사를 짓지 않느냐는 질문을 했더니 그들은, 농사를 짓게 되면 '더 많이 일해야 하기 때문'이라고 대답했다.

콜롬비아대학의 전 인류학 교수 마빈 해리스Marvin Harris도 태고의 수렵·채집 생활은 풍요로운 음식과 여가 시간을 누릴 수 있는 '최초의 풍족한 사회'였다고 주장한다. 과연 어느 쪽이 진실일까?

고고학 연구를 통해, 농사를 지으며 정착 생활을 시작했던 약 1만 년 전부터 인류의 건강 상태에 큰 변화가 일어난 사실이 확인되었다. 우선 수렵·채집형 생활을 할 때는 평균수명이 약 40년이지만, 농경 시대로 진입하면서는 약 20년 반이 된다. 이와 같은 20년 정도의 평균수명은 현재 선진국인 나라에서도 18세기 후반까지 계속되었다.

농경 시대에 들어서면서 수명만 짧아진 것이 아니다. 키도 작아졌다. 화석 조사에 의하면, 수렵·채집 시대 초기에는 남성의 평균 신장이 180cm, 여성은 168cm였지만, 농경 정착 생활이 확립된 기원전 3천 년에는 남성의 평균 신장이 160cm, 여성은 152cm로 큰 차이를 보인다.

치아 상태도 심각해졌다. 마빈 해리스가 쓴 책인 《인간은 왜 인간을 먹었을까》에 의하면, 기원전 3만 년에는 성인이 사망할 때까지 비어 있는 치아의 수는 평균 2.2개였다. 그랬던 것이 기원전 6,500년에는 3.5개, 로마 시대에는 6.6개로 늘어났다. 그 외에도 유아 사망률 증가, 골다공증, 영양실조, 각기병, 괴혈병, 펠라그라*, 철분 부족에 의한 빈혈, IQ 저하, 감염증 증가 등의 현상이 나타났다.

수렵·채집 시대와 비교하면 살아 있는 동안의 건강 상태가 눈에 띄게 나빠진 것이다. 농경 혁명이 일어났던 무렵의 농민들은 병에 잘 걸려

● 펠라그라(pellagra) : 필수아미노산에 속하는 니아신 결핍증. 열대나 아열대 지방에 많으며, 햇빛 노출 부위에 피부염이 발생하고 시력 장애, 경련, 설사, 정신 장애 따위를 일으키기도 한다.

서 수명이 짧아졌고, 인류 역사상 최악의 시대를 보냈다. 그렇다면 수렵·채집 생활에서 농경 생활로 정착하는 시기에 어떤 일들이 일어났는지에 대해 알아보자.

수렵·채집 민족은
장수했다

많은 이들이 정착해서 농사를 짓기 시작함에 따라 인류가 눈에 띄게 풍요로워졌다고 알고 있지만, 이는 우리가 아직 홉스의 편견에 사로잡혀 있다는 방증일 뿐이다.

정착과 더불어 시작된 농경 혁명은 대표가 되는 한 명의 개인이 재산을 쌓는 구조로 사회를 변화시켰으며, 이는 훗날 인류사에 큰 변화를 가져오게 된다. 섭취하는 음식물과 연관지어 설명하자면, 농경 사회로 옮겨감에 따라 정반대 현상이 일어나게 된 것이다. 풍요로워지기는커녕 식사 내용이 아주 빈곤해졌다.

수렵·채집 민족은 매머드와 같은 대형 동물부터 흰개미처럼 작은 곤충에 이르기까지, 무수히 많은 종류의 포획물을 통해 단백질을 섭취했다. 또한 비타민, 미네랄, 식이섬유, 피토케미컬* 등 풍부한 영양소를 함유하는 100종류 이상의 식물과 딸기류를 섭취했다.

하지만 빙하기가 끝나고 기후가 온난해짐에 따라 환경이 크게 바뀌면서 수렵·채집 생활을 통해 식량을 확보하는 일이 차츰 어려워졌다. 역사인류학자인 니시다 마사키(西田正規) 쓰쿠바대학 명예교수는 《인류 역사 속의 정착 혁명》이라는 저서를 통해 그 과정에서 발생한 일련의 변화를 다음과 같이 설명했다.

"빙하기 당시 중위도 지역의 아한대 초원과 숲에는 순록, 말, 들소, 매머드, 큰사슴, 소 등이 널리 분포해, 후기 구석기 시대의 수렵 민족은 이들 대형 유제류*의 수렵에 중점을 두고 생계를 이어온 것으로 추정된다. 그러나 빙하기가 물러가고 초원과 숲 대신 온대성 밀림이 늘어나 유제류는 줄어들었으며, 또 시야가 개방된 장소에서 발달해온 수렵 기술은 효과를 발휘하지 못하게 되었다."

대형 동물의 수렵이 어려워지면서 건강 상태도 크게 변화했다. 니시다 명예교수에 의하면 빙하기에는 개암이나 호두처럼 지방을 다량 함유한 영양가가 높은 견과류가 많았지만, 온난화가 시작된 후빙기에는 밤, 마름, 도토리, 밀, 보리 등 녹말 함유량이 높은 씨앗과 견과류가 늘어나게 되었다.

- 피토케미컬(phytochemical) : 식물 속 항산화 물질로 세포손상을 억제하는 작용을 해 건강 유지에 도움을 준다.
- 유제류 : 발굽을 가지고 있는 포유류.

이와 같이 농경 시대가 시작되자, 재배와 수확에 적합하고 오래 보존할 수 있는 식품인 곡물만 재배하게 되었다. 수렵·채집 생활에서 정착 생활로 변해감에 따라 육식 중심이었던 식사가 곡류 중심으로 바뀌게 된 것이다. 인류학자 마크 코헨Mark N. Cohen은 《건강과 문명의 인류사》에서 이 시기 변화된 식사의 특징을 다음과 같이 분석했다.

"번식력이 좋고, 보존기간이 길며, 취급이 편하다는 이유로 어쩔 수 없이 선택한 주요 식량인 오트밀과 감자류는 열량 이외의 영양가는 그다지 높지 않은 식품이다. 육류와 비교해봐도, 혹은 현대의 수렵·채집 민족이 먹는 다양한 야생식물과 비교해보아도 그 당시의 주요 식량은 대체로 단백질, 비타민, 미네랄의 영양원으로서는 충분하지 않았다."

정착 생활을 시작하면서 저장 식량에 의존하게 된 인간의 영양 문제는 더욱 심각해졌다. 저장식량으로 적합한 3대 곡물인 밀, 옥수수, 쌀은 모두 필수아미노산이 부족했다. 더욱이 3대 곡물에는 혈당치를 올려 체중을 늘리는 탄수화물과 소화를 방해하는 항영양소˚가 함유되어 있었다. 이렇듯 정착민이 섭취하는 식사는 탄수화물의 비중이 3배 가까이 늘어난 반면 단백질, 비타민, 미네랄 등 필수영양소는 심각하게 부족했다. 이와 같은 영양 부족은 수명을 줄이고, 체격을 왜소하게 하며, 전염병의 가짓수를 늘리며 더욱 잘 확산될 수 있는 환경을 만든 것이다.

● 항영양소 : 동물이 먹을 수 없도록 자신을 보호하는 방어인자. 영양소의 대사와 기능을 저해하거나 영양소를 분해하는 작용을 한다.

수렵·채집 생활을 하던 시대에는 신체활동이 활발하였고 집단 간 사회적 스트레스가 매우 적었다. 집단 사이에 문제가 발생해도 각자 이동해서 흩어지면 자연스럽게 해결됐기 때문이다. 따라서 수렵·채집 시대에는 상처로 인한 감염이나 출산 과정을 잘 넘기면 오늘날의 선진국 사람들과 비슷한 수준으로 수명을 유지할 수 있었다.

오히려 오늘날 선진국의 많은 사람들이 지병으로 앓고 있는 만성질환인 고혈압, 당뇨병, 뇌와 심장 등의 혈관 장애, 암, 골다공증 등은 그 시대에는 전혀 존재하지 않았던 병이다. 즉, 죽을 때까지 건강을 유지하는 데 무리가 없었다. 이러한 사실은 현재 세계에 남아 있는 수렵·채집 인류와 관련된 수많은 조사에서도 증명되었다.

우유를 먹으면
왜 설사를 하게 될까?

농경 혁명이 일어난 후 인류가 살아온 시간은 길어야 1만 년에 불과하며 그전까지는 수렵·채집 생활을 이어 왔다. 즉, 육식이 본격적으로 시작된 이후 무려 2백 수십만 년간이나 수렵·채집 생활을 해온 것이다. 육식을 한 기간에 비하면 농경 혁명이 시작되고 현재에 이르는 1만 년이라는 시간은 고작 0.48%에 지나지 않는다. 비유를 하자면 물이 가득한 컵에 겨우 한 방울의 물을 더한 셈이다.

18세기에 일어난 산업혁명 이후의 역사는 인류에게 0.009%, 현대의 생활방식으로 바뀌고 120년 남짓한 역사는 0.005%에 해당한다. 이 수치를 보면 우리의 생활방식이 짧은 기간 안에 얼마나 많이 변했는지 알 수 있다. 하지만 인간의 유전자 대부분은 수렵·채집 시대가 확립된 시기 그대로일 거라고 추정된다.

이는 식사와 관련해서도 마찬가지다. 2백만 년이 넘는 시간 동안 수렵과 채집으로 먹을거리를 구했지만 정착과 농경 생활로 갑작스럽게 변하면서 우리의 건강에도 큰 문제가 발생했다. 급격한 식생활의 변화에 우리 몸의 유전자가 제대로 대응하지 못한 것이다. 이는 탄수화물뿐 아니라 단백질도 마찬가지다. 약 1만 년 전, 농경 혁명과 거의 비슷한 시기에 중동에서 동물이 가축화되기 시작되면서 영양적인 면에서 인간에게 큰 영향을 미쳤는데, 이 점에 대해 중점적으로 살펴보자.

소의 젖, 즉 우유는 원래 그들의 새끼에게 일정 기간에만 줄 목적으로 만들어진 식사다. 그런데 이 우유를 소화하려면, 우유의 유당을 분해하는 젖당이라는 효소*가 필요하다. 다행히 인간의 아기는 젖당 유전자가 작동해서 우유를 먹을 수 있지만 유아기가 지나면 더 이상 그 유전자가 작동하지 않는 사람이 많다.

이는 당연한 일로 우유를 먹기 이전 시대에, 사람이 섭취하는 음식 중 유당을 함유한 것은 오직 모유뿐이었다. 그래서 모유를 먹는 시기가 지나 어른이 되면 불필요해진 젖당 유전자가 저절로 기능을 하지 않게 되는 것이다. 따라서 동물이 가축화되기 전, 이는 아무런 문제가 되지 않았다.

현재 유아기 이후에도 젖당 유전자 스위치가 켜져 있는 민족은 중동인과 유럽인, 그 외에 투치족 등 동아프리카 유목민족뿐이다. 스위치가 켜져 있다는 것은 성인인데도 유당 내성이 그대로 살아있다는 뜻이다. 그들이 이처럼 유당 내성을 유지할 수 있었던 이유는 목축을 시작하고부터 일상적으로 우유를 마셔서 젖당 유전자에 변이가 일어났기 때문이다. 이

● 효소 : 체내에서의 화학 반응을 촉진하는 물질.

는 약 8천 년 전의 일로 추정되며, 현재 유럽에는 약 90%의 사람들이 변이된 젖당 유전자를 지니고 있다.

그러나 여전히 전 세계 인구의 약 65%는 가축의 젖을 마시면 장에 이상이 생긴다. 배가 더부룩하면서 가스가 차고, 설사를 하는 유당불내증이 나타나는 것이다. 이는 젖당 유전자의 스위치가 꺼져 있다는 뜻이다. 특히 아시아계, 아프리카계의 인종에서 이러한 경향이 두드러진다. 이처럼 우유라는 식품 하나에도 동양인을 포함한 인류의 절반 이상이 아직 적응하지 못하고 있다.

다음으로 아프리카와 호주의 원주민이 갖고 있는 문제에 대해 살펴보자. 농경 생활은 1만 년 전에 중동에서 시작돼 유럽으로 확산되는 데만 5천 년이 걸렸다. 아프리카 원주민이 옥수수 재배를 시작한 것은 불과 1천 년 전이며 호주의 원주민은 식물 재배를 전혀 하지 않았다. 이후 어떤 결과가 발생하게 되었을까.

미국 유타대학의 인류학 및 집단유전학 교수인 헨리 하펜딩Henry Harpending은 그의 저서 《1만 년의 폭발》에서 호주 원주민과 미국 원주민 등 전혀 농사를 짓지 않았거나 또는 지었더라도 그 기간이 짧은 집단이 오늘날의 서양식 식사를 하면서부터 커다란 건강상의 문제를 겪게 되었다고 밝혔다.

"나바호족Navaho이 당뇨병에 걸릴 확률은 유럽계 미국인의 2.5배이며, 호주 원주민의 경우는 다른 호주인보다 약 4배나 높다. 우리는 이러한 결과가 나온 것이 고탄수화물에 대한 적응도가 떨어지기 때문이라고 생각한다."

일반적으로 곡물 중심의 고탄수화물 식사는 식후 혈당치를 높여 당뇨병을 일으킨다. 앞서 예로 든 두 원주민은 비교적 최근에 농경을 시작했거나, 농사와는 무관한 삶을 살아왔기에 먼저 농경을 시작한 민족보다 고탄수화물 식사에 대한 적응도가 떨어지는 것이다.

이러한 부적응 문제는 나바호족과 호주 원주민뿐만 아니라 우리에게도 나타나고 있다. 실제로 우리 사회 역시 당뇨병 문제로 고민하고 있지 않은가. 더 큰 문제는 부작용으로 나타나는 병이 당뇨병에만 국한되지 않는다는 것이다. 대체로 문명이 가져온 수많은 질병은 이와 같은 유전자의 부적응에서 생겨난 것들이다.

우리가 먹은 것이
질병을 만든다

　　다른 측면에서 우리의 유전자가 현재의 먹거리에 적응하지 못하는 문제를 살펴보자. 수렵·채집 사회는 고도의 평등사회였다. 우선 수렵·채집 민족은 수확한 음식물을 그날 바로 소비했다. 음식물을 나눌 때 권력 구조가 생기는 것을 막기 위해 사냥꾼 이외의 사람과도 평등하게 나눠서, 철저한 '나눔과 교환'의 시스템을 발달시켰다. 현재 생존해 있는 콩고의 피그미족Pygmy과 칼라하리 사막의 코이산 인종 사회도 비슷한 구조다. 수렵·채집 사회의 평등주의는 인류가 영장류의 공통 조상으로부터 물려받은 특징이다.

　무리를 지어 생활하는 영장류는 특정 토지를 둘러싼 싸움 따위는 하지 않는다. 또한 앞서 언급한 《가족진화론》 중 야마기와 교수는 수렵·채집 사회에서는 음식물을 동료들과 함께 나누어 먹으면서 강한 연대의식을 키웠다는 사실을 지적한 바 있다.

　그러던 중 농경 시대에 들어서면서 정착 생활이 시작되었고, 토지와 자원을 관리하려는 욕심이 생겨났다. 자신들만의 땅을 갖고 싶어 하였으며, 그곳에 경계를 만들고, 지키려는 의식이 싹트기 시작한 것이다. 더욱이 인구가 늘어나자 농사를 짓기 위해 관리하는 토지를 확대해야 했고, 그 과정에서 집단 내 혹은 집단 간 분쟁이 발발하게 되었다. 실제로 집단 간 싸움으로 사망한 사람의 수를 비교해보면, 수렵·채집 민족의 평균치가 1만 명당 200명인데 비해서, 농경 민족은 600명을 넘었다.

　야마기와 교수는 인구밀도가 높고 집단의 규모가 큰 농경 사회에서 집단 간 싸움의 사망자 수가 그나마 수렵·채집 사회의 3배 정도에 그친 것은 철저한 규칙 덕분이라고 설명한다. 오늘날 현대 사회에서 토지와 자원을 둘러싸고 일어나는 엄청난 폭력과 전쟁은 농경 사회가 시작되었을 때, 이미 예고되었던 셈이다. 이렇듯 인간관계가 계산적으로 변하고 스트레스가 많은 현대 사회와 비교했을 때, 수렵·채집 시대는 쉽게 먹거리를 찾고, 주변의 사람들과 끈끈하게 정을 나누며, 시간을 여유롭게 쓸 수 있는 '인류 역사상 가장 풍요로운 사회'였다고 할 수 있다.

　현대에는 공황장애*와 같은 불안장애에 시달리는 사람들이 적지 않다. 꼭 이러한 병적인 증상이 나타나지 않더라도 대부분의 사람은 막연한 불안감을 느끼며 살아간다. 이러한 정신질환과 심리현상 또한 수렵·채집

● 공황장애 : 특별한 이유 없이 예상치 못하게 극단적인 불안 증상을 느끼는 질환으로 공황발작이 주요 증상으로 나타난다.

시대의 풍요와 여유에 익숙해 있던 유전자가 현대 사회의 긴장에 적응하지 못하는 것으로 볼 수 있다.

한 가지 예로, 산이나 숲속을 걷고 있을 때 발밑 덤불에서 바스락거리며 무언가가 기어가는 소리가 나면 대부분의 사람은 그것이 뱀이든 아니든 일단 그 자리에서 빨리 벗어나려고 할 것이다. 이는 2백 수십만 년간 수렵·채집 시대에 우리의 유전자가 잠재적으로 위험한 것에 반응하도록 훈련되어 왔기 때문이다. 실제로 우리가 공포를 느끼면 외부의 자극에 무의식적으로 반응해 몸을 지키는 신경인 교감신경*이 활발해지면서 심장박동수가 올라가고 혈압이 상승하는 등 몸에 다양한 변화가 나타난다. 궁지에 몰렸을 때 쏜살같이 달아나거나 싸울 준비를 하기 위해서다. 이처럼 인류는 빙하시대에 살아 남기 위해 육식을 선택했고 그러한 환경 변화에 유전적으로 적응해나갔다. 이렇게 적응이 된 유전자는 오늘날까지 유지되고 있다.

최근의 연구에서는 본능적으로 공포를 느끼는 뇌의 메커니즘이 밝혀졌는데, 이는 세로토닌 수송체 serotonin transporter라는 '불안 유전자'가 작용했기 때문이라고 한다. 불안 유전자는 조합 형태에 따라 SS형, SL형, LL형의 세 가지로 분류되는데 불안을 느끼는 정도는 SS형이 가장 심하고 그다음이 SL형, LL형의 순서다. 일본인의 경우, 불안이나 공포에 둔감한 LL형의 비율이 3%로 세계에서 가장 낮은 측에 속한다. 즉 공포에 매우 예민한 민족이라는 말이다. 이러한 불안 유전자가 우리 신체에 대

• 교감신경 : 외부의 자극에 무의식적으로 반응해서 몸을 지키는 신경. 심장을 강하고 빠르게 수축하게 하고 혈관 수축, 동공 확대 따위의 작용을 한다.

대로 전해 내려오는 것은 그렇게 하는 것이 생존에 더 유리하기 때문이다. 그런데 스트레스 받을 일이 많은 현대 사회에서는 때때로 과잉 불안을 느끼기도 한다. 그 결과, 현대인 특유의 정신질환이 발생하는 것이다.

현대 사회는 우리를 둘러싼 환경과 문화가 무서운 속도로 변화한다. 이는 우리의 유전자가 환경에 적응하는 속도보다 훨씬 빠르다. 어떤 유전자는 수천 년이 지나야 새로운 환경에 적응해서 변이하고 또 어떤 유전자는 자체적으로 변이하는 대신 젖당 유전자처럼 일정 시기가 지나면 작동하지 않는 식으로 변화하기도 한다.

어느 쪽이든 우리의 기본 유전자는 260만 년 전에 시작된 수렵·채집에 최적화되었으며 대부분 그대로 유지되고 있다. 그 결과, 환경 변화에 적응하지 못해 '현대병'으로 불리는 수많은 만성질환을 짊어지고 사는 것이다. 대사증후군을 비롯해 생활 습관병, 심장혈관장애, 골다공증, 암(특히 유방암, 대장암, 전립선암), 다낭성 난소증후군●, 임신 합병증●, 임신중독증, 정신병, 자간전증●, 신경퇴행성질병●, 등 놀랄 만큼 많은 질병이 유전자와 생활 환경이 맞지 않아서 발병한다. 이와 같은 불일치를 일으키는 가장 큰 원인은 우리가 일상적으로 먹는 음식이다. "우리는 우리가 먹는 음식 그 자체다."라는 말이 있다. 이 말처럼 우리가 먹은 것이 우리

● 다낭성 난소증후군 : 배란이 억제되어 생리 이상이나 불임이 되는 증상.
● 임신 합병증 : 임신 중 혈당치에 이상이 생기는 증상.
● 자간전증(子癎前症) : 임신중독증의 일종으로 임신 중 고혈압과 단백뇨가 동시에 나타나는 상태. 임신 중기 이후의 부종, 단백뇨, 고혈압, 경련 등의 질환을 총괄해서 일컫는다.
● 신경퇴행성질병 : 신경 세포들이 어떤 원인에 의해 소멸하게 되어 뇌 기능의 이상을 일으키는 질병. 대표적인 예로 알츠하이머, 파킨슨병(Parkinson's disease)이 있다.

의 질병을 만들기도 한다.

　유전자의 부적응에서 비롯된 수많은 질병과 증상을 개선하려면 우리의 유전자에 최적화된 식사를 할 필요가 있다. 유전자에 가장 알맞은 식사, 즉 '유전자 적합형 식사'가 바로 지금부터 소개하려 하는 원시인 식사다. 수렵·채집 민족의 식사법이었던 원시인 식사는 알고 보면 지극히 단순하다. 2백 수십만 년 전 수렵·채집을 시작하고부터 농경 사회가 시작되기 전까지의 식사 내용을 따르자는 것이다. 이제부터 원시인 식사가 왜 필요한지 그 이유를 살펴보고 현대식과 무엇이 어떻게 다른지 역시 비교해보자.

육식은
다이어트에도
효과 만점

단백질이 우리 몸의 골격과 근육, 피부, 모발, 내장 등 모든 조직을 구성하는 재료이며, 필수영양소라는 사실은 새삼 강조할 필요도 없다. 그럼에도 현대 사회의 식사 내용을 살펴보면 동물성 단백질은 총섭취 열량의 15% 정도밖에 되지 않는다.

원시인 식사는 현재의 단백질 섭취량의 2배, 즉 30%까지 늘리는 식사를 하는 것을 기본으로 한다. 그렇다면 동물성 단백질 섭취량을 늘리는 이유는 무엇일까. 이는 지금까지 살펴봤듯 우리의 유전자가 진화 과정에서 단백질 식사에 적응해왔기 때문이다. 또한 '세포막'이라는 중요한 조직을 유지하기 위해서는 어패류, 육류 등의 동물성 단백질을 반드시 먹어야 한다. 세포막의 주성분이 바로 지방산과 단백질이기 때문이다.

세포막의 주성분 중 먼저 지방산에 대해 알아보자. 지방산은 말 그대로 '지방을 구성하는 산'이라는 뜻으로 탄소와 수소, 산소 이 세 가지 원자로 만들어진 화합물을 말한다. 탄소 원자끼리 결합해 사슬을 만들고 여기에 수소와 산소가 연결된 구조로, 이때 결합 방식과 연결되는 탄소 원자의 수에 따라 지방산의 종류가 달라진다.

세포막을 구성하는 필수지방산은 오메가3지방산과 오메가6지방산으로 구분되며, 이들은 탄소 원자 20개 이상으로 구성된다. 육류에 함유된 지방산의 탄소 수는 20개와 22개, 식물에 포함된 지방산은 탄소 수가 18개다. 음식을 섭취하면, 체내의 지방분해효소가 탄소 수를 18개에서 20개, 22개의 지방산으로 변환해야 하는데 인간은 고양잇과 동물과 마찬가지로 이 효소가 거의 작동하지 않는다. 즉, 이 지방산은 체내에서 합성되지 않아 음식을 통해 섭취해야만 하며, 이를 필수지방산이라고 부른다.

이번에는 단백질에 대해 알아보자. 질소 화합물인 아미노산은 단백질을 구성하는 기본 물질로, 체내에서 합성할 수 없는 아미노산과 합성이 가능하지만 필요량을 충족하기에는 부족해서 음식물로 섭취해야 하는 아미노산이 있으며, 이를 '필수아미노산'이라고 부른다. 필수아미노산을 섭취하려면 어패류, 육류, 달걀 등 양질의 동물성 단백질을 섭취해야 하는데 어떤 사람들은 두부나 다른 식물성 식품에서 충분히 단백질을 섭취할 수 있으니 굳이 동물성 단백질을 먹을 필요가 없다고 생각하기도 한다. 그러나 이들 중에는 육류를 섭취하지 않아 영양 결핍 상태가 되어, 자신도 모르는 사이에 건강이 악화된 사람이 적지 않다. 이와 관련된 대표적 사례인 채식주의자에 대해서는 챕터 3에서 자세히 다루고 있다.

가령, 체내에서 중요한 기능을 하는 필수함황아미노산인 '타우린'에 대해 생각해보자. 타우린은 심혈관, 근육, 중추신경, 망막, 세포막 등의 기능에 필수적인 단백질이다. 또한 담즙산의 분비를 활발하게 해서 간의 기능을 돕고, 간세포의 재생을 촉진하며, 세포막을 안정시키는 등의 중요한 역할을 하는 물질이다. 이 타우린은 식물에는 거의 들어 있지 않고 육류에 들어 있는데 인간의 체내에는 타우린을 만들어내는 효소가 거의 없다. 수렵을 하던 시절 늘 먹었던 동물성 단백질에 타우린이 풍부하게 함유되어 있기 때문에 진화 과정에서 우리 몸은 이를 생산하는 효소를 버린 것이다. 음료 영양제 광고에 타우린이 함유되어 있다고 강조하는 것도 이러한 이유 때문이다. 타우린은 동물성 단백질이 아니면 섭취할 수 없는 중요한 성분이다. 따라서 타우린을 섭취하기 위해서는 반드시 육류를 먹어야 한다.

그 외에 부족한 동물성 단백질 섭취를 늘렸을 때 어떤 변화가 생기는지에 대해 알아보자. 식사할 때 단백질을 총열량의 20% 이상 지속적으로 섭취하면, 혈중지질 개선, 인슐린 저항성 개선, 비만 예방, 대사증후군 방지, 골다공증 개선, 근육 강화 등의 효과가 나타난다.

지금까지는 육류를 많이 먹으면 지방을 과다 섭취하게 되어 LDL[*] 농도가 높아지고 나쁜 콜레스테롤이 증가한다고 알려져 있었다. 그러나 이

---

[*] LDL(Low Density Lipoprotein) : 간이나 장의 콜레스테롤을 말초로 보내는 지질단백질이다. LDL 농도가 높으면 죽상동맥경화에 걸리기 쉽다.

러한 견해가 반드시 옳다고 할 수는 없다. 실제로 식사할 때 탄수화물과 총열량이 같은, 지방이 적은 살코기를 탄수화물과 같은 양으로 5주간 계속해서 먹었더니 최초 1주일 동안 실험대상의 총콜레스테롤 수치가 내려갔다. 단, 이후 3~4주 동안 섭취하는 지방의 양을 늘렸더니 총콜레스테롤 수치가 다시 올랐다. 이 연구결과를 통해 저지방 육류가 아닌, 고지방 육류가 콜레스테롤 수치를 높인다는 것을 알 수 있다.

또한 수렵·채집 민족인 호주의 원주민 애버리지니 Aborigine를 대상으로 한 연구가 있다. 그들 중 성인 당뇨병에 걸린 사람을 대상으로 현대식 식사에서 원래 그들의 조상이 섭취했던 고단백·저탄수화물로 바꾸었더니 그들의 인슐린 저항성이 개선되었다는 것이다.

인슐린 저항성이란 췌장에서 분비되는 인슐린의 효능이 나빠진 상태를 말한다. 식사 후 혈중 혈당치가 상승하면 인슐린이 분비되는데, 비만 등 다른 문제가 더해지면 인슐린이 분비되어도 포도당을 효과적으로 연소하지 못해 혈당치가 잘 내려가지 않는 상태가 되고 만다. 이처럼 애버리지니를 대상으로 한 연구를 통해서도 원시인 식사가 인슐린 저항성을 개선하는 데 도움이 된다는 사실을 알 수 있다.

또한, 단백질 섭취량을 늘리면 다이어트 효과도 기대할 수 있다. 단백질을 섭취할 경우, 뇌의 시상하부에 있는 만복중추˙가 자극돼 자동으로 식사를 멈추게 되기 때문이다. 더욱이 단백질은 탄수화물이나 지방보다 훨씬 효과적으로 만복중추를 자극하는 것으로 나타났다.

● 만복중추 : 식욕 또는 갈증이 충족되면 음식물에 대한 욕구가 없어지게 하는 중추.

스웨덴 카롤린스카Karolinska병원의 연구에 따르면, 단백질은 탄수화물보다 허기를 덜 느끼게 해서 식사를 하고 다음 식사를 할 때까지의 시간을 잘 견딜 수 있도록 해준다고 한다. 즉 3대 영양소 중 식욕을 가장 잘 충족시켜 주는 것은 단백질이라는 의미이다. 또한 단백질을 섭취하면 뇌의 시상하부에서 특수 단백질인 '포유류 라파마이신 표적단백질mTOR, mammalian Target Of Rapamycin'이 활성화되어 체중이 감소하는 효과가 있다고 밝혔다. 이처럼 다이어트 효과 외에도 다양한 건강 효과가 있으니 지방이 적은 붉은 살코기를 이용해 '원시인 식사'를 시작해보도록 하자.

육식은 정말
몸에 해로울까?

지금까지의 설명을 통해 보면 고단백 식사는 무조건 몸에 이로울 것 같다. 하지만 과연 부작용은 없는 것일까. 단백질은 체내에서 이용된 후 분해되어 요소 등으로 배출된다. 이 분해과정에서 질소화합물인 암모니아가 발생하는데, 암모니아는 독성이 강해 간에서 요소로 해독된 후 소변으로 배출된다.

다만, 간경변* 말기 등의 질병으로 이 기능이 작동하지 못하면 해독이 진행되지 못하고, 암모니아가 체내에 축적되면서 경련, 떨림*, 의식장애를 일으켜 최악의 경우 사망에 이르게 된다.

단백질의 최대 섭취 허용량은 요소를 만드는 간의 능력에 따라 좌우된

- 강경변 : 간세포가 손상돼 간이 딱딱해지는 병.
- 떨림 : 머리, 손, 몸에서 무의식적으로 일어나는 근육의 불규칙한 운동. 알코올 의존증, 신경 쇠약, 파킨슨병에서 나타나는 증세이다.

다. 대체로 총열량의 35% 정도가 처리 능력의 한계이므로 간경변 말기가 아니라면, 총열량의 30% 정도는 단백질로 섭취해도, 앞서 말한 부작용은 일어나지 않는다.

식사 시 저지방 육류만 먹을 경우에는 메스꺼움이나 설사가 일어나는 부작용을 겪기도 한다. 초기 북극탐험대가 바로 이러한 경우에 해당하는데, 이는 지방분을 거의 함유하지 않은 북극의 야생동물 외에는 먹을거리가 없어서 나타난 증상이다. 이 사례는 지금까지 단 한 번뿐이었으므로 실제 임상사례라고 할 수 없다.

원시인 식사는 단백질뿐만 아니라 신선한 채소, 과일, 지방도 함께 섭취하는 식사법을 말한다. 따라서 이 식사법을 실천하면 순수한 단백질 이외에도 여러 영양소를 함께 섭취하게 된다. 흔히 고단백질은 신장에 부담을 주어서 좋지 않다고 하지만, 신장에 지병이 없는 사람은 단백질이 총열량의 20% 이상인 식사를 장기간 계속해도 아무 문제가 없다. 실제로 알래스카 북부 동쪽에 거주하는 원주민인 에스키모는 하루 총섭취 열량의 95% 이상을 육류로 충당하고 있지만, 신장장애가 발생하지 않고 있다. 그들의 식사가 서구화될 때까지 암 등의 질병이 거의 없었다는 것은 이미 잘 알려진 사실이다.

육류를 과다 섭취했을 때 우려되는 질병 중 하나로, 통풍을 들 수 있다. 이전에는 푸린체*를 많이 함유한 육식이 통풍을 일으킨다고 알려져 있었지만 연구가 진행됨에 따라 이는, 사실이 아니라는 것이 밝혀졌다.

● 푸린체 : 체내에서 분해돼 요산이 되는 물질. 푸린체를 많이 포함하는 식품으로는 간, 건어물, 맥주 등이 있다.

통풍이란 혈액 속의 요산 수치가 높을 때 요산이 결정체를 형성해 관절 주위 조직에 염증을 일으키는 질환이다. 푸린을 음식으로 섭취하면 몸에서 분해돼 요산으로 바뀌기 때문에 이전에는 푸린체가 다량 함유된 음식을 먹는 것이 통풍의 원인이라고 생각했다. 그러나 요산은 사실상 체내에서 합성되는 양이 더 많기 때문에, 푸린의 섭취량 자체는 문제가 되지 않는다.

실제로 12명의 통풍환자를 대상으로 고단백질·저탄수화물 식이요법을 시험한 연구에서, 7명의 혈중요산치가 정상화되고 통풍발작이 현저히 감소했다. 이 연구를 보아도 오히려 육류를 섭취함으로써 요산이 감소한다는 사실을 알 수 있다. 같은 100kcal에서 단백질이 차지하는 비율을 식품별로 살펴보자. 육류는 83%, 치즈는 28%, 콩은 27%, 우유는 21%, 곡물은 12%, 버터는 0%다. 이러한 수치에서도 단백질 섭취원으로 육류가 얼마나 중요한 식품인지 알 수 있다.

곡물 섭취를 줄이고
채소와 과일은
충분히 먹는다

전형적인 현대의 식사에서는 1일 섭취 열량의 절반이 탄수화물로 채워져 있다. 3대 영양소인 탄수화물, 단백질, 지질 중 어떤 영양소를 많이 섭취하고 있는지 체크해보면, 대부분의 사람들이 탄수화물이라 말할 것이다. 특히 바쁜 사람일수록 이러한 경향이 강하다.

수렵·채집 시대에는 탄수화물 섭취가 1일 섭취 열량의 22~30%에 불과했다. 게다가 그 시대에 섭취하는 탄수화물은 대부분 당질이 적은 채소와 과일뿐이었다.

탄수화물은 소화·흡수되는 '당질'과 소화·흡수되지 않는 '식이섬유'로 구성되어 있다. 또다시 당질은 그것을 구성하는 다당류의 종류에 따라 단당류, 이당류, 삼당류, 다당류로 분류된다. 주로 곡류에 들어 있는 녹말은 다당류에 속하는데 대표적인 단당류인 포도당이 여러 개 결합해 다당류가 된다. 100g당 함유하고 있는 탄수화물의 비율은 곡물은 72%, 당질이 적은 채소는 4%, 과일이 13%, 육류와 어패류는 0%다.

지금까지 확인한 것처럼 곡물은 보존이 용이하고 열량원으로도 뛰어나 인간에게 오랫동안 도움을 주었다. 이러한 장점으로 정착 생활을 시작하면서부터 곡물은 인간의 주식이 된 것이다. 하지만 영양학적인 측면에서 곡물은 장점보다는 단점이 두드러지는 먹거리이다. 대표적인 단점으로는 '혈당지수인 GI Glycemic Index'가 높다는 점을 들 수 있다. GI는 식품을 섭취했을 때 혈당치가 얼마나 빨리 상승하는지를 나타내는 지표이다. 포도당 50g을 섭취했을 때의 혈당 상승치를 100으로 보고, 각 식품을 50g 섭취했을 때 혈당치 상승을 지수로 표시한 것이다. 이에 따르면 쌀밥, 식빵, 우동 등의 곡류와 감자, 당근 등의 채소, 덩이줄기채소● 등이 GI가 높은 식품이다.

GI가 높은 식품을 섭취하면 혈당치가 쉽게 올라가는데, 고혈당 상태가 지속되면 몸은 여러 형태로 손상을 입는다. 다만, GI는 어디까지나 그 식품을 섭취했을 때 혈당치가 얼마나 빨리 상승하는지 알려주는 기준에 불과해서 실제로 식품을 섭취했을 때 혈당이 얼마나 오르는지는 GI만으로 알 수 없다. 그래서 고안해낸 것이 '혈당부하지수인 GL Glycemic Load'이다. GL은 GI를 100으로 나눈 다음 실제 섭취한 식품의 탄수화물 함유량을 곱한 것이다. GI가 중간 정도라도 그 식품의 탄수화물 함유량이 높으면

● 덩이줄기채소 : 식물의 땅속에 있는 줄기 끝이 양분을 저장해 크고 뚱뚱해진 땅속줄기를 뜻한다. 감자, 고구마, 토란, 얌(yam) 등이 여기에 속한다.

GL이 상승해서, 혈당치에 영향을 주게 된다. 예를 들어 통곡물인 현미의 경우 GI는 낮지만 GL이 높다. 탄수화물 함유량이 높기 때문에 현미를 먹으면 혈당치가 상승하게 된다.

GL이 높은 식품을 섭취하면, 혈당치가 상승하면서 고혈당 상태가 된다. 고혈당 상태가 계속되면 고인슐린혈증●이 발생해 이상지질혈증●, 비만, 고혈압, 고뇨산혈증● 등 일련의 대사증후군으로 이어진다. 또한 만성 염증을 일으키므로 장기적으로는 교원병●, 관절 류머티즘과 같은 자기면역질환의 난치병과 암을 초래할 수 있다.

원시인 식사를 할 때는 쌀, 보리, 옥수수와 같은 곡물, 당질이 많은 감자, 설탕, 빵, 우동, 파스타, 라면 등 정제된 탄수화물의 섭취를 최대한 줄이고, 채소와 과일은 당질이 적은 것을 섭취한다.

곡물과 감자 등 당질이 많은 식품은 정제되지 않은 통곡물이라 해도 탄수화물 함량이 높아 혈당치를 높이므로 피해야 한다. 당질이 적은 채소와 과일은 GI가 낮아서 섭취 후 천천히 소화·흡수되므로 혈당치가 급상승하지는 않는다. 또한 채소와 과일은 비타민, 미네랄, 피토케미컬 및 식이

● 고인슐린혈증 : 인슐린 저항성으로 인해 인슐린이 부족하다고 인지돼 혈중 인슐린이 과잉 분비되는 상태.
● 이상지질혈증 : 고지혈증, 고콜레스테롤, 고중성지방혈증을 모두 일컫는 용어로 LDL 콜레스테롤과 같이 나쁜 콜레스테롤, 즉 중성지방이 증가된 상태 혹은 좋은 콜레스테롤인 HDL 콜레스테롤이 감소된 상태를 말한다.
● 고뇨산혈증 : 체내에 요산이 많이 생기거나 신장 기능의 이상으로 잘 배출되지 않아 요산이 체내에 축적되는 상태.
● 교원병 : 전신의 장기나 결합조직에 염증이 나타나고, 장기의 기능 장애를 일으키는 질병의 총칭.

섬유의 보고이므로 섭취를 제한하지 않으니 충분히 먹어도 좋다.

지금까지 살펴본 바와 같이 원시인 식사는 현대식 식사에 비해 GI와 GL이 매우 낮은 건강식이다. 따라서 다이어트 측면에서도 효과를 기대할 수 있는 것이다.

건강에
좋은 지방과
나쁜 지방

먼저 지방이라는 성분을 이해하는 데 필요한 용어에 대해 알아보자. 평소에 자주 사용하는 용어는 '지방'이지만 3대 영양소를 말할 때는 '지질'이라는 용어가 정확한 표현이다. 그렇다면 지방과 지질은 어떻게 다른 것일까?

사실 지방과 지질은 거의 다르지 않다. 엄밀히 말하면, 식물성기름이나 고기의 비계처럼 식품에 포함된 중성지방을 '지방'이라 하며, 여기에 콜레스테롤이 더해지면 '지질'이라고 한다. 따라서 '지질 = 지방 + 콜레스테롤'이라고 공식화할 수 있다.

지방산은 말 그대로 지방을 구성하고 있는 산(酸)이다. 앞서 설명했듯이, 지방산은 탄소와 수소와 산소가 결합한 것으로 그 결합 방법에 따라 몇 가지로 분류된다.

먼저, 탄소의 결합 방법에 의한 분류로, 탄소의 이중결합 유무에 따라 불포화지방산과 포화지방산으로 구분한다. 이중결합이 된 것을 '불포화지방산'이라고 하며 올리브유, 해바라기유, 참기름 등 식물성기름과 콩, 어류에 다량 함유되어 있다. 또한 이중결합이 없는 '포화지방산'은 육류 및 유제품 등에 다량 함유되어 있다.

다음으로, 탄소 수에 따른 분류로, 연결된 탄소 수에 따라 '짧은사슬지방산', '중간사슬지방산', '긴사슬지방산'의 3가지로 분류한다. 탄소 수 8~10개가 중간사슬지방산, 그보다 적은 것이 짧은사슬지방산, 많은 것이 긴사슬지방산이다.

긴사슬지방산은 활발히 증식하는 세포에서 빠르게 세포막을 합성할 때 필요하며, 중간사슬지방산은 담즙분비장애가 있거나 외과 수술 이후의 치료에 유용하다. 짧은사슬지방산은 직접적으로 간 내 콜레스테롤 생성을 억제한다.

수렵·채집 시대에는 동물과 어패류에서 포화지방산을 섭취했다. 현존하는 수렵·채집 민족에 대한 조사 결과, 수렵·채집 시대의 포화지방산 섭취비율은 총섭취 열량의 10~15% 정도였다. 원시인 식사에서 권장하는 것 중 하나는 올리브유과 같은 '짧은사슬불포화지방산', 어유(魚油)와 같은 '긴사슬불포화지방산'이다. 이들은 기억해두고 섭취해야 할 만큼 좋은 식품들이다.

반면, 쇼트닝, 마가린 등의 '트랜스지방산'은 반드시 피해야 한다. 가공식품, 특히 치즈, 핫도그, 베이컨, 살라미 등의 가공육과 유제품 역시 최대한 피하는 것이 좋다.

지방, 특히 포화지방산은 지금까지 콜레스테롤 수치를 높이고 동맥경화와 심장병을 일으키는 원인으로 알려졌다. 하지만 2010년 하버드대학 공중위생학부는 '포화지방산은 심장병에 영향을 미치지 않는다'는 연구 분석 결과를 발표했다. 결과적으로 포화지방산 섭취량이 늘어도 심장병의 위험성이 높아지지는 않는다는 것이다. 이제 포화지방산이 몸에 좋지 않다는 인식은 오해일 가능성이 높아졌다. 그렇다면 포화지방산을 많이 섭취해도 건강에 문제가 없는 것일까. 이 물음에는 아직 단언하기 이르다.

현대에는 대부분의 포화지방산을 가공식품과 유제품에서 섭취한다. 가공식품과 유제품이 늘어남에 따라 포화지방산의 섭취량도 증가하고 있는 것이다. 이러한 상황에서 우리가 진지하게 생각해야 할 점은 포화지방산이 아니라 해마다 증가하고 있는 가공육, 유제품 등 가공식품이 건강에 미치는 폐해이다.

이 가공식품들은 다양한 인공첨가물이 혼합된 식품으로, 정제된 설탕, 정제된 곡물, 식물성기름, 트랜스지방산, 나트륨, 질산염 등이 함유돼 만들어진다. 뒤에 다시 설명하겠지만, 트랜스지방산은 확실히 몸에 해롭다. 또한 가공육에 들어 있는 질산염은 고온에서 조리하면 발암성 물질인 '니트로소 화합물'로 변한다. 뒤에서 설명하겠지만 식물성기름 역시 건강에 좋다고는 할 수 없다. 대부분의 가공식품을 추천할 수 없는 것은 바로 이러한 이유 때문이다.

● 살라미(salami) : 이탈리아식 소시지. 날고기에 열을 가하지 않고 소금이나 향료를 친 다음 차게 말려 만든 것으로 샐러드, 피자, 샌드위치에 사용한다.

〈지질의 분류〉

이중결합에 의한 지질의 분류

1. 이중결합이 있는 경우 – 불포화지방산(필수지방산)

a. 오메가3지방산
알파 리놀렌산(alpha linolenic acid – 아마인유, 들깨기름, 카놀라유),
EPA* 및 DHA* 등의 어유(정어리, 전갱이, 고등어, 가다랑어, 참치, 연어 등)

b. 오메가6지방산 – 식물성 기름
리놀레산(linoleic acid – 올리브유, 홍화유, 땅콩기름, 참기름, 옥수수유, 포도씨유, 해바라기유, 콩기름)

2. 이중결합이 없는 경우 – 포화지방산, 육류 및 유제품에 함유된 지방산
라우르산(lauric acid – 코코넛유, 팜유, 모유 등),
팔미트산(쇠고기, 달걀, 우유, 닭고기, 어패류 등),
스테아르산(stearic acid – 육류, 달걀, 초콜릿 등)

> 원시인 식사는 오메가3지방산과 오메가6지방산의 비율이 1 대 1~2를 목표로 한다.

탄소 수에 의한 지질의 분류

1. 긴사슬지방산 – 탄소 수 11개 이상
포화지방산, EPA · DHA 등의 어유(정어리, 전갱이, 고등어, 가다랑어, 다랑어, 연어 등이 포함), 알파 리놀렌산, 리놀레산

2. 중간사슬지방산 – 탄소 수 8~10개
포화지방산, 야자핵유(palm kernel oil), 야자유

3. 짧은사슬지방산 – 탄소 수 7개 이하
초산, 프로피온산(propionic acid), 이소부티르산(Isobutyric acid), 부티르산(butyric acid), 젖산(lactic acid), 숙신산(succinic acid)

- EPA(Eicosa Pentaenoic Acid) : 음식물을 통해 섭취해야만 하는 불포화지방산(오메가3지방산)으로 콜레스테롤 저하, 뇌기능 촉진 등 각종 질병 예방에 효과가 있다.
- DHA(Docosa Hexaenoic Acid) : 주로 등 푸른 생선에 많이 함유된 고도불포화지방산.

최대한 섭취를 피해야 하는 지질

트랜스지방산

식물성기름으로 가공식품을 만들 때 산패를 억제하기 위해 수소를 첨가하는 과정에서 발생하는 지방산이다. 식물성기름을 가열한 후 수소를 첨가하면 대량 발생한다. 주로 마가린, 저지방 마가린, 쇼트닝, 땅콩버터 등에 들어 있다. 식품으로는 빵, 쿠키, 케이크, 크래커, 포테이토칩, 도넛, 머핀, 시리얼, 캔디 등에 많은 양이 함유되어 있다.

매년 3만 명이
돌연사하는
원인 물질

불포화 지방산은 구조에 따라 '오메가6지방산'과 '오메가3지방산'으로 분류된다. 이 중 오메가6지방산은 리놀레산이 대표적이다. 식품으로는 올리브유, 홍화유, 땅콩기름, 참기름, 옥수수유, 포도씨유, 해바라기유, 콩기름 등 식물성기름에 많이 들어 있다. 오메가6지방산은 염증성 물질을 생산해 유방암 및 전립선암을 일으키는 원인으로 알려져 있다. 현대 사회에는 각종 요리를 할 때와 가공식품에 식물성기름을 많이 사용하기 때문에 오메가6지방산 섭취량이 증가하고 있다. 이런 점에서 볼 때 식물성기름은 가능한 한 사용하지 않는 것이 좋다.

오메가3지방산은 알파리놀렌산ALA, Alpha-Linolenic Acid, 에이코사펜타엔산EPA, Eicosa Pentaenoic Acid, 도코사헥사엔산DHA, Docosa Hexaenoic Acid이 대

표적이다. 식품으로는 아마인유, 들깨기름, 정어리·전갱이·고등어·가다랑어·참치·연어 등의 어유에 많이 들어 있다. 오메가3지방산은 염증을 억제하며, 각종 만성질환에 효과가 있다.

한 연구에서 오메가3지방산의 섭취량을 늘리고 오메가6지방산을 줄이는 것이 심장혈관장애에 어떠한 영향을 미치는지 조사한 적 있는데 실제로 오메가3지방산의 섭취량을 늘리면 심혈관계 질병에 걸릴 확률과 그 질병으로 인해 사망할 확률이 크게 감소하는 것으로 나타났다. 따라서 오메가3지방산을 많이 섭취하고, 오메가6지방산을 적게 섭취하는 것이 좋지만, 현대인의 오메가3지방산과 오메가6지방산의 섭취비율은 1 대 10 정도다. 오메가6지방산을 훨씬 더 많이 섭취하고 있는 것이다. 원시인 식사의 목표 중 한 가지는 이 비율을 1 대 1~2로 바꾸는 것이다.

다음은 트랜스지방산에 대해 알아보자. 오메가6지방산을 다량 함유한 식물성기름은 상온에서는 액체 상태다. 이 액체 상태의 식물성기름에 '수소'를 첨가해 반고체 또는 고체 상태로 만들면 '트랜스지방산'이 된다.

트랜스지방산을 원료로 하는 제품에는 마가린, 저지방 마가린, 쇼트닝, 땅콩버터 등이 있다. 또한 오메가6지방산을 다량 함유한 식물성기름으로 만든 빵, 과자, 케이크, 크래커, 감자칩, 도넛, 머핀, 시리얼, 사탕에도 트랜스지방산이 들어 있다. 논문에 따르면 이 트랜스지방산은 심장병의 원인 물질로 미국에서 매년 약 3만 명을 죽음에 이르게 한다고 한다.

우리의 세포막은 지방산으로 구성되어 있다. 이 지방산을 '시스형지방산' 이라고 하는데 마가린, 쇼트닝 등을 섭취하면 이것이 트랜스지방산으로 교체된다. 심장의 근육세포막이 트랜스지방산으로 변하면 심장의 리듬이 흐트러져 부정맥이 되며, 이로 말미암아 돌연사하는 것이다. 또한 장점막 세포막이 트랜스지방산으로 변하면 세포 안으로 독성 물질이 들어가게 되어 암 또는 만성염증을 일으킨다.

이러한 이유로 미국에서는 2006년부터 식품에 트랜스지방산 표기를 의무화했다. 독일은 트랜스지방산이 함유된 마가린의 제조를 이미 금지시켰다. 그럼에도 여전히 마가린의 사용이 줄지 않고 있다. 따라서 우리 스스로 트랜스지방산을 섭취하지 않도록 노력해야 할 것이다.

소금은
최대한 줄이기

고고학 조사에 따르면 소금은 약 5천6백 년 전부터 채굴 과정을 통해 생산되었으며, 유럽 지역에서 거래되었다고 한다. 그 후 냉장고가 보편화될 때까지 소금은 고기나 그 외의 음식을 저장할 때 중요한 역할을 담당했다.

각 가정의 냉장고 사용이 일반화된 오늘날, 보존료로서 소금의 역할은 거의 없어졌다. 그런데 현대 음식의 나트륨 함량은 신장에서 나트륨이 재흡수되는 것을 막는 칼륨 섭취의 두 배 정도 된다고 한다. 이는 조리 과정에서 소금을 너무 많이 사용하는 데다 가공식품에 이미 엄청난 양의 소금이 들어가기 때문이다.

반면 칼륨은 신선한 채소와 과일에 많이 들어 있지만 오늘날에는 이러한 음식보다 칼륨이 거의 들어 있지 않은 식물유, 정제당, 통곡물로 만든 식품과 각종 유제품 섭취량이 증가하고 있어 나트륨과 칼륨의 섭취가 불균형을 이룬다.

소금은 '염화나트륨NaCl'이라고도 부른다. 나트륨Na과 염소Cl가 결합한 물질인 소금에 함유된 나트륨은 고혈압을 일으키는 등 각종 질병에 영향을 끼친다. 혈액의 나트륨 농도가 높아지면 농도를 희석시키기 위해 수분을 섭취하게 되고, 이에 따라 혈액의 양이 증가하므로 혈압이 상승하게 된다.

반면 칼륨은 신장에서 나트륨이 재흡수되는 것을 막고 소변으로 배출되는 나트륨 양을 늘려 혈압을 내리는 작용을 한다. 또한 세포막에 있는 효소를 활성화해 말초혈관을 확장하고 혈압을 내리며, 소금의 과다 섭취로 인한 혈액의 산성화를 막고 중화하는 작용을 한다.

이처럼 나트륨과 칼륨은 우리 몸속에서 정반대의 작용을 한다. 따라서 둘의 균형이 깨져 나트륨이 원활하게 배출되지 못하면 고혈압뿐만 아니라 뇌졸중, 신장결석, 골다공증, 소화기계통의 암, 천식, 불면증, 멀미, 고산병, 메니에르증후군 등으로 이어질 수 있다. 이처럼 현대인에게 흔한 나트륨과 칼륨의 불균형을 건강한 상태로 되돌려주기 위해서는 원시인 식사를 실시해야 한다.

피자를 먹으면
혈액은
어떻게 될까?

음식을 섭취하면 소화·흡수한 후 대사과정을 거쳐 최종적으로 산성 또는 알칼리성 물질이 만들어진다. 이때 산성 물질을 만들어내는 것은 산성식품, 알칼리성 물질을 만들어내는 것은 알칼리성 식품이라고 한다. 산성 식품은 유제품, 곡류, 소금, 육류, 어패류, 달걀 등이고, 알칼리성 식품은 신선한 채소, 과일, 뿌리채소 등이다.

그렇다면 우리가 흔히 먹는 피자는 어떤 식품일까. 피자 반죽은 정제된 밀가루 덩어리다. 또, 반죽 위에 올리는 치즈, 소금에 절인 소시지 등은 강한 산성식품이다. 즉, 피자는 산성식품 덩어리인 것이다.

수렵·채집 시대에는 육류, 어패류, 채소, 과일을 주로 먹었기 때문에 몸은 전체적으로 알칼리성이었다. 그러나 유제품, 곡류, 소금 섭취량이 많은 현대에는 식사 후 혈액이 산성으로 변하기 쉬워졌다. 즉 수렵·채집 시대에는 혈액의 산과 알칼리의 균형이 일정하게 유지되었지만 현대인은 늘 약산성 상태에 있다. 문제는 이렇게 혈액이 산성화되면, 우리 몸은 뼈에서 알칼리 이온인 칼슘 이온을 빼내서 중화하려 하는데, 이러한 형태로 칼슘이 손실되면 음식으로 칼슘의 흡수율을 높일 수 없다. 또한 혈액이 산성화되면 근육에서 글루타민이 손실된다. 글루타민은 글루탐산과 암모니아로 분해된 후 신장에서 독성 물질인 암모니아를 소변으로 배출하는 데 필요한 물질이다. 즉, 혈액이 강한 산성이 되는 것을 막기 위해 근육에 있는 글루타민이라는 아미노산이 쓰이는 것이다. 따라서 정도가 심하지 않더라도 혈액의 산성화가 지속되면 골다공증이나 근육감소증이 발생하게 된다. 다행히 원시인 식사는 산과 알칼리의 균형을 잘 유지해주기 때문에 혈액의 산성화를 예방할 수 있는 식단을 갖추고 있다.

주식이 쌀밥이면
각기병에
걸리기 쉽다

수렵·채집 시대에는 매머드와 같은 큰 동물에서부터 흰개미와 같은 작은 곤충에 이르기까지 단백질 함량이 높은 재료를 주식으로 삼았다. 또한 식물을 통해 비타민, 미네랄, 식이섬유, 피토케미컬 등을 섭취했다. 그러나 1만 년 전 정착 생활이 시작되고 농경 혁명이 일어나자 비타민, 미네랄과 같은 미량영양소*가 부족해져 다양한 질환이 나타나기 시작했다.

그중 한 예로 괴혈병을 들 수 있다. 이 병은 잇몸에서 쉽게 피가 나는 질환으로 비타민 C가 부족해지면 발생한다. 기원전 400년경, 히포크라테스가 남긴 기록 중에는 괴혈병에 관한 내용이 있으며, 15세기 대항해 시대에는 주로 승선원들에게 이 병이 많이 발생해 '선원병'이라 불렸다

● 미량영양소 : 생체 내 영양소 중 미량이지만 섭취가 필요한 비타민류, 무기질류를 총칭한다.

고 한다. 그럼에도 제1차 세계대전이 일어난 20세기까지 그 원인이 확인되지 않았다. 비타민 C는 신선한 과일과 채소에 함유되어 있기 때문에, 수렵·채집 시대에는 괴혈병이 발생할 수 없었고 그에 관한 지식도 전무했던 것이다. 반면 수천 년간 거의 식물성 식품을 먹지 않았던 에스키모에게는 괴혈병이 나타나지 않았다. 생선, 어패류, 바다표범의 간과 뇌를 통해 비타민 C를 섭취했기 때문이다.

대부분의 동물은 체내에서 비타민 C를 합성할 수 있기 때문에 괴혈병이 발생하지 않는다. 그러나 인간은 비타민 C를 풍부하게 섭취할 수 있는 환경에서 오랫동안 진화해왔기 때문에 체내에서 비타민 C 합성 효소를 잃어버렸다. 따라서 다른 동물과 달리 인간은 비타민 C가 풍부한 채소, 과일, 어패류 등을 반드시 섭취해야 한다.

비타민 A의 부족 현상도 농경 혁명 이후에 나타난 것이다. 비타민 A는 점막세포의 형성과 유지에 필수적인 영양소로, 부족해지면 점막이 건조해져 안구건조증이 생기고, 최악의 경우 실명하게 된다. 실제로 전 세계적으로 어린이들이 어떤 질환에 의해 실명할 때는 비타민 A가 부족한 식사가 원인인 경우가 많다. 이 밖에도 비타민 A는 감염증에도 효과를 나타낸다.

식물성 비타민 A는 과일과 채소에 전구체인 '베타카로틴' 형태로 들어 있어, 과일과 채소를 섭취하면 간에서 비타민 A로 변환된다. 동물성 비타민 A는 간 등의 내장에 풍부하게 함유되어 있어 장점막 세포로 흡수된다. 현대식 식사는 곡류 위주이므로, 채소·과일·내장육 등의 섭취량은 상대적으로 적다. 그 결과, 비타민 A 부족 현상이 일어나게 되었다.

　비타민 B의 결핍도 마찬가지로 농경 혁명 이후에 나타났다. 일반적으로는 곡류에 비타민 B군이 풍부하게 들어 있다고 생각하지만 육류, 채소, 과일에 비하면 같은 열량이 낮은 편이다. 흡수율도 육류가 100%인데 비해, 식물성 식품의 비타민 B군 흡수율은 20% 정도에 불과하다.

　게다가 통곡물과 콩에는 비타민 B군의 흡수를 저해하는 항영양소 '피리독신 베타 글루코사이드$_{pyridoxine-β\ glucoside}$'가 함유되어 있는데 이 항영양소가 있으면 비타민 B군의 약 3분의 2가 흡수되지 않는다.

　실제로 네팔의 채식주의자 여성들을 조사한 결과, 곡류와 콩을 위주로 먹는 여성들은 항영양소인 피리독신 베타 글루코사이드의 혈중농도가 높았으며, 비타민 B군의 혈중농도는 낮은 것으로 드러났다. 비타민 B가 부족할 경우, 여러 질병이 발생하는데 농경 혁명 이후 인류를 괴롭혔던 펠라그라$_{pellagra}$와 각기병이 그 대표적인 예다. 펠라그라란 비타민 B_3(나이아신) 및 트립토판(아미노산의 일종) 결핍에 따른 질병으로, 설사, 피부염, 치매를 일으키는데 특히 옥수수를 주식으로 하는 남미에서 많이 나타났다.

　또한 비타민 B_1(티아민) 부족으로 발생하는 각기병은 하지마비, 의식혼탁, 심부전 등을 일으킨다. 각기병은 정제한 쌀을 먹기 전까지는 나타나지 않았던 질병으로, 백미를 주식으로 하면서 널리 퍼지게 되었다. 쌀겨에 들어 있는 비타민 B_1이 도정 과정에서 떨어져 나가기 때문에 발생한 것이다. 비타민 B_1은 돼지고기, 장어 등에 풍부하게 들어 있어 육류를 잘 먹으면 각기병에 걸릴 위험은 없다. 요컨대 육류를 섭취하면, 각기병 예방을 위해 비타민 B_1 함유량이 그다지 높지 않은 현미를 먹으려고 애써 노력할 필요가 없다는 것이다.

곡류와 콩이 함유한 독

미네랄 결핍도 농경 혁명 이후에 나타난 문제다. 대다수의 곡물에는 영양학적으로 중요한 미네랄이 거의 함유되어 있지 않다. 하지만 이와 달리 통곡물과 콩에는 미네랄이 함유되어 있다. 대신 항영양소 성분인 '피트산 phytic acid' 역시 풍부하다. 이는 다른 동물에게 잡아먹히지 않기 위한 일종의 독이다. 피트산은 철, 아연, 동, 칼슘 등의 미네랄에 단단하게 결합되어 있기 때문에, 이 결합물에서 미네랄만 별도로 추출할 수는 없다. 더욱이 피트산은 다른 미네랄의 흡수도 방해한다. 이와 같은 복합적인 이유로 곡물 위주의 식사는 미네랄 부족을 초래한다. 또한 곡물에 들어 있는 피트산은 섭취한 식품의 칼슘 흡수를 방해한다.

또한 곡물과 콩 위주의 식사를 할 경우 철 결핍증이 나타나는데, 현재 전 세계에서 약 12억 명이 이 때문에 빈혈에 시달린다고 한다. 이렇게 철분 부족으로 빈혈 증세가 나타나면 감염에 대한 신체의 저항력이 약해지게 된다. 또한 출산 시 여성의 사망률을 높일 뿐만 아니라 아이의 학습능력도 저하된다. 반면 육류는 철분을 풍부하게 함유하고 있어 수렵·채집 시대에는 철 결핍으로 인한 빈혈이 발생하지 않았다.

아연 결핍증 역시 통곡물을 섭취해 발생하는 질병이다. 아연은 감염증 예방에 필요한 미네랄로 육류에 함유된 아연은 곡물에 미량 포함된 것보다 흡수율이 4배나 높다. 이로 미루어 보아 수렵·채집 시대에는 아연 결핍증 자체가 없었을 것으로 보인다.

이뿐만 아니라 통곡물은 칼슘 흡수에 필요한 비타민 D의 대사를 저해한다. 비타민 D 부족은 뼈 형성에 필요한 칼슘 부족을 초래할 뿐만 아니라 유방암, 전립선암, 대장암 등의 암 및 관절 류머티즘과 같은 자기면역 질환, 근력 저하, 심혈관질환, 성인 당뇨병 등과 관계되며 모든 질병에서 사망률을 높인다는 보고가 있다.

한편, 농경 혁명과 같은 시기에 발생한 가축 혁명으로 현대 음식의 일부가 된 유제품 역시 같은 형태의 미네랄 결핍을 일으킨다. 미네랄과 치즈에 풍부하게 함유된 칼슘이 철분과 아연의 흡수를 저해하기 때문이다. 따라서 '우유에는 칼슘이 많이 들어 있어 뼈에 좋다'는 말은 사실이 아니다. 챕터 3에서 언급하겠지만 이러한 미네랄 결핍은 고기는 물론 우유와 달걀도 먹지 않는 엄격한 채식주의자인 비건vegan에게 여러 건강 장애를 일으키고 있다. 반면, 원시인 식사를 통해서는 비타민과 미네랄을 풍부하게 섭취할 수 있으므로, 지금까지 이야기한 건강상의 문제가 나타나지 않았다.

다음에 이어지는 챕터 2에서는 현대인을 괴롭히는 수많은 만성질환에 대해 살펴볼 것이다. 다양한 만성질환을 일으키는 '장에 구멍을 내는 식사'를 주요 주제로 현대 식사의 문제점을 파헤쳐본다.

Chapter
2·

당신의 식탁이
장에 구멍을 내고 있다

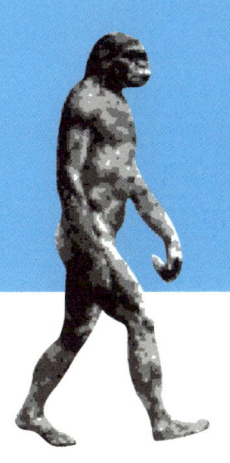

수많은 질병의 근원에는
만성염증이 있다

만성질환이라고 하면 이 책을 읽는 여러분들은 먼저 어떤 질병이 떠오르는가? 아마 고혈압, 당뇨병, 지질이상증과 같은 생활 습관병이 먼저 생각날 것이다. 이뿐만 아니라 아토피성 피부염 등 알레르기질환과 난치병인 전신성 홍반성 낭창도 만성질환의 일종이다.

이러한 질병 중에는 현대 의학의 치료를 받아도 낫기 어려운 것들이 대다수라 많은 환자가 고생하고 있다. 그런데 최근 이러한 질병들을 만성염증의 관점에서 파악하는 연구가 진행되고 있다. 하지만 이러한 견해는 예전에도 존재했었다. 암을 만성염증으로 파악하고, 치료에 적용하려는 접근은 내가 의대생이던 시절부터 시도되었으니 말이다.

하지만 그때와 다른 점은 암뿐만 아니라 많은 질병을 만성염증으로 본다는 것이다. 예를 들어 비만으로 내장지방이 증가해 발생하는 대사증후군은 고혈당과 지질이상증, 고혈압 등의 질병을 한꺼번에 일으키는데, 이러한 질병의 근원에는 전신에 가벼운 만성염증반응이 나타난다는 것이 확인된 것이다.

또한 이미 예전부터 비만 자체가 만성염증을 동반하는 것으로 간주되었다. 비만일 경우 지방세포 역시 비대해지는데, 지방세포는 비만의 원인인 중성지방이 축적되는 곳으로, 아디포사이도카인adipocytokine이라는 생리활성 물질을 분비한다.

아디포사이도카인에는 좋은 것과 나쁜 것이 있는데, 좋은 아디포사이도카인인 아디포넥틴adiponectin은 인슐린 기능과 당대사를 촉진하고, 염증 차단 작용을 하는 호르몬으로, 혈관에 지방이 쌓이는 것을 막아주며 동맥경화를 예방하기도 한다. 그런데 이 아디포넥틴의 혈중 농도는 내장지방의 양에 반비례한다. 즉, 비만해지면 아디포넥틴(좋은 아디포사이도카인) 농도가 내려간다.

비만해져서 지방세포가 늘어나면, 착한 아디포사이도카인(아디포텍틴)이 줄어들 뿐만 아니라, 나쁜 아디포사이도카인의 분비가 촉진된다. 이 나쁜 아디포사이도카인이 바로 염증을 일으키는 물질, 즉 염증성 물질이다.

염증성 물질이 분비되면 인슐린 효능이 나빠지며, 당 대사가 떨어져 과식을 하게 된다. 요컨대 지방 세포에 생기는 만성염증이 비만을 더욱 악화시킨다고 할 수 있다. 이러한 상태가 더욱 악화되면 당뇨병이 진행되고, 대사증후군 증상도 나타난다.

당뇨병이 악화되고, 혈당치가 상승하면 환자는 의사의 지시에 따라 혈당강하제 등의 당뇨병 치료약을 먹게 된다. 그러나 치료약을 복용해도 혈당치가 좀처럼 내려가지 않는 경우가 있는데, 만성염증이 있는 환자의 경우가 그렇다. 당뇨병 치료가 어려운 이유는 이렇게 만성염증이 병의 뿌리에 존재하기 때문이다.

당뇨병은 염증성 물질이 다양한 장소에서 증가하는 질병으로, 췌장에서도 만성염증이 발생할 수 있다. 그러나 일반적인 당뇨병 약은 만성염증을 억제하는 작용을 하지 않는다. 따라서 약을 복용해도 만성염증 자체는 조금도 개선되지 않으며, 이 때문에 혈당치도 내려가지 않는 것이다.

예를 들어 동맥경화는 지금까지 동맥벽에서 일어나는 지질, 특히 콜레스테롤 대사의 악화가 원인으로 알려져 왔지만 최근 들어 만성염증의 관점에서 재검토되고 있다. 즉 염증을 억제하면 동맥경화의 진행을 막을 가능성이 있다는 것이다.

또한 앞서 언급한 암이나 심장병, 각종 알레르기성 질병, 알츠하이머 질환 등 만성염증과 관련되어 있는 질병은 놀라울 정도로 많다. 한국에서는 아직 만성염증으로 질병을 파악하는 방법에 대해 언론이 크게 다룬 적 없지만 세계적인 의학연구 수준에서 볼 때 만성염증으로 질병을 파악하는 시도는 큰 진전을 보이고 있다.

그리고 이와 관련해 꼭 알아야 할 증상이 있다. 바로 이 챕터에서 주요 주제로 채택한 '장누수증후군' 현상이다. 장누수증후군은 '리키 가트증후군 leaky gut syndrome'이라고도 한다. 간단히 말해 장에 구멍이 뚫리는 증상으로, 나는 이것이 앞에서 언급한 수많은 만성염증의 원인 중 하나라고 본다. 아마 '리키 가트' 라는 말을 들어본 사람은 많지 않을 것이다. 일본과 한국에서는 거의 알려지지 않은 증후군이지만 그렇다고 일본인과 한국인에게 무관한 질병인 것은 아니다. 오히려 아주 많은 사람들이 자신도 모르는 사이에 장누수 증상에 시달리고 있을 가능성이 높다.

이렇게 단언하는 것은 장누수가 생활 습관병이나 알레르기질환 등 많은 사람들이 시달리고 있는 만성염증의 원인이기 때문이다. 어쩌면 당신이 고민하는 비만이나 생활 습관병, 알레르기 역시 장누수가 원인일지도 모른다. 그리고 이러한 만성염증과 장누수 대책을 동시에 잡을 수 있는 식사법이 바로 원시인 식사다.

이물질의 대부분은
장을 통해 침입한다

그렇다면 장누수란 어떤 현상인지에 대해 자세히 알아보자. 장누수 증상을 이해하려면, 우선 우리 몸속에서 일어나고 있는 '항원항체반응'에 대해 알아야 한다. 신체 외부에 있는 이물질을 '항원'이라고 하는데 이 항원이 체내 또는 혈액으로 들어간 경우, 혈액의 백혈구가 신속하게 '항체'를 생성해 이물질을 무력하게 만드는 반응이 '항원항체반응'이며, 이는 반드시 '염증'을 동반한다. 즉 염증이란 질병이나 상처와 같은 우리 몸의 이상 증상을 고치는 치유 반응인 것이다. 예를 들어, 손가락이 칼에 베이면 급성 반응으로 다음과 같은 증상이 나타난다.

· 발적(發赤)
· 부기

- 통증
- 열기
- 운동장애

  마찬가지로 인플루엔자 바이러스에 감염되어도 전신 발열, 관절 통증 등의 증상이 나타난다. 상처에는 칼끝과 피부 표면, 그리고 공기 중 박테리아나 바이러스가 들어가게 되는데, 이처럼 부상을 입거나 감염된 자리에 면역을 담당하는 세포가 집결해서, 이물질들을 물리치려 한다. 이 과정에서 모세혈관이 확장하는 발적 증상과 발열 증상이 일어나면서 면역세포가 활성화되는 것이다. 이렇게 나타난 급성염증은 며칠 내로 사라진다.

  반면 만성적으로 염증이 생기는 경우도 있다. 만성염증은 약한 염증반응이 전신에 지속적으로 일어나는 것이 특징이다. 이때는 발열이나 통증이 천천히 나타난다. 만성염증은 관절 류머티즘, 다발성 경화증, 성인 당뇨병, 전신성 홍반성 낭창 등 자기면역질환과 같은 만성질환의 원인이 된다.

  만성염증을 일으키는 항원이 인체로 침입하는 진입로에는 다음의 4가지가 있다.

> **만성염증반응을 일으키는 인체 침입 경로**
>
> · 피부 – 세균과 바이러스는 상처나 소독액 등에 의해 피부 표면의 미생물이 죽게 되면 피부를 통해 체내로 침입한다.
>
> · 호흡기(기관지, 폐) – 호흡 시에 호흡기를 통해 대기오염 물질 속의 세균이나 바이러스가 체내로 침입한다.
>
> · 소화기(장) – 섭취한 음식물이 장을 통과할 때 장점막을 통해 세균이나 바이러스 등이 침입한다.
>
> · 생식기 – 섹스 등 타인과의 접촉에 의해 세균이나 바이러스가 생식기를 통해 침입한다.

이 중에서도 특히 주의해야 할 것은 소화기, 즉 장점막을 통과하는 경로다. 우리가 매일 먹는 식사는 이물질인 항원에 엄청나게 노출되어 있다. 항원항체반응을 일으키기 위해서는 일정한 크기의 단백질 구조가 필요한데, 이러한 분자를 가진 이물질인 항원이 우리 몸에 들어오게 되는 경로는 거의 대부분 식사를 통해서다. 우리의 면역을 담당하는 세포의 85%는 장에 있으므로 만성염증의 원인도 주로 장을 거치면서 일어난다.

지금부터 '장'이라는 경로를 통해 어떤 일이 일어나는지 구체적으로 살펴보자.

장에 뚫린 구멍이
병을 일으킨다

인간의 장 속에는 100종류 이상 100조 개 이상의 장내 세균이 살고 있으며, 그 세균들은 소화관 내부에서 절묘한 생태계 균형을 이루고 있다. 그 생태계를 '장내세균총intestinal flora'이라고 하며 개인에 따라 조금씩 다른 양상을 보인다. 그런데 이 장내세균총의 균형이 깨져서 장 점막이 얇아지거나 구멍이 뚫리면 박테리아나 바이러스 등의 이물질이 몸속으로 들어가기 쉬운 상태가 된다. 이것이 바로 장누수 증상으로, 이는 수많은 만성염증의 주요 원인인 것으로 밝혀졌다.

미국 메릴랜드 주의 셀리악 연구센터center for celiac research의 알레시오 파사노Alessio Fasano 교수는 관절 류머티즘과 전신성 홍반성 낭창을 비롯한 면역질환 등 만성염증의 원인으로 '환경, 유전적 체질, 장누수'와 같은 3가지를 꼽는다.

알레시오 교수는 많은 연구를 통해 만성염증의 원인이 장누수라는 것을 입증했다. 장점막에는 장벽이 있기 때문에, 이물질이 쉽게 통과할 수 없다. 그러나 장벽이 손상되면 음식물, 박테리아, 바이러스 등 장점막 표면에 있는 항원이 혈액으로 들어가게 되어 나타나는 질병을 '내독소혈증(內毒素血症)'이라고 한다.

내독소혈증이 발생하면 염증을 일으키는 유전자가 활성화되어 다양한 염증성 물질이 체내에서 생산된다. 그 결과 염증 물질이 혈액을 타고 돌아다니게 되면서 전신에 만성염증이 발생하는데 이로 인해 동맥경화와 당뇨병 등 수많은 만성질환이 초래되는 것이다.

게다가 박테리아나 바이러스의 단백질뿐만 아니라, 식사로 섭취하는 단백질도 소화기를 벗어나 장에 뚫린 구멍을 통해 혈액으로 들어간다. 일반적으로 우리 몸은 영양소로 흡수될 수 있는 작은 음식물 분자를 필요로 하므로, 장벽에서는 분자의 크기를 기준으로 음식물 분자를 선별한다. 이러한 과정을 통해 장벽으로 흡수된 음식물 분자가 작으면 영양소로 인식되는 것이다.

그런데 장누수가 발생하면 큰 음식물 분자도 장벽을 통과해 혈액으로 들어가게 되는데, 큰 분자는 이물질로 인식되어 이에 대한 항체가 만들어진다. 그 후 장누수 증상이 개선되어도 몸속에는 그 음식물 분자에 대한 항체가 남아 있어서 다음에 그 음식물을 다시 섭취하게 되면 알레르기 반응이 일어나는 것이다.

꼬마 아이가 음식물 알레르기로 괴로워하는 경우가 종종 있는데, 이

것 역시 장누수가 원인이다. 원래 2~3세까지의 유아는 장점막이 충분히 발달하지 않은 상태이므로 누구나 장누수 상태이다. 이와 같은 상태의 유아에게 이유식으로 다양한 음식을 주면, 큰 음식물 분자 그대로 장벽을 통과하게 되고, 이를 이물질로 인식한 우리 몸은 알레르기 반응을 일으킨다.

간혹 이유식으로 사과와 새우 등을 잘게 갈아서 아이에게 주는 부모가 있는데, 이는 되도록 피하는 것이 좋다. 또한 빨리 이유식으로 전환하기보다는 가능한 한 오랫동안 모유를 주는 것을 추천한다.

난치병과 비만을
피하는 방법

장누수는 알레르기뿐만 아니라 각종 질병과도 관련이 있다. 그중 특히 문제가 되는 것은 장점막 사이로 흘러들어 이물질로 인식되는, 즉 항원이 되는 단백질 중 우리 몸을 구성하는 조직과 구성체계가 닮은 것이 있다는 점이다. 이러한 경우, 이 항원에 백혈구가 반응해서 항체가 만들어지는데 이 현상을 '분자모방'이라고 한다. 이렇게 만들어진 항체는 뜻밖에도 몸속에 있는 자신의 조직을 공격한다. 즉, 백혈구가 '아군'을 공격하게 되는 것이다.

이와 같이 적뿐만 아니라 아군까지 잘못 공격하는 현상을 '교차반응'이라고 한다. 감염 때문이든 식사 때문이든 일단 교차반응이 일어나면 끝없이 자신의 조직을 공격하게 되는데, 이러한 구조에 따라 염증이 만성화되는 것이다. 이 분자모방 현상에 의해 관절 류머티즘, 다발성 경화증, 에이즈치매증후군˙, 강직성 척수염˙, 중증 근무력증˙ 등 수많은 난치성 질병이 발생한다.

1996년에는 영국에서 인간에게도 전염되는 광우병이 발표되어 큰 문제가 되었다. 이 문제 역시 장점막이 발달하지 않은 즉, 장누수 상태의 송아지에게 육골분˙이라는 단백질을 준 것이 원인이었다. 육골분의 단백질이 '분자모방'을 일으켜 뇌에 만성염증이 나타나 뇌에 스펀지처럼 작은 구멍이 생기는 소 해면상뇌증˙이 발생해 걷는 일도 제대로 못하게 되었다.

앞서 말한 것처럼, 장누수가 만성염증을 일으키면 인슐린의 기능이 약화되고, 이것이 비만을 더욱 악화시켜 당뇨병 같은 생활 습관병으로 연결된다. 뿐만 아니라 장누수는 비만을 일으키는 직접적인 원인이 되기도 한다.

2011년에 발행된 논문에 의하면, 장누수가 발생하면 내장지방이 늘어나고 허리가 굵어지게 된다. 이는 곧 장누수를 예방하면 비만을 막을 수 있다는 의미다. 그러니 다이어트 효과를 높이기 위해서라도 장누수가 일어나지 않도록 주의해야 한다.

- 에이즈치매증후군 : 에이즈 환자에게 나타나는 중추신경장애. 무관심이나 사회적 퇴행 등의 행동 장애가 나타나며 혼수상태에 빠졌다가 결국 사망한다.
- 강직성 척수염 : 목에서 허리, 엉덩이에 걸친 뼈가 염증을 일으켜 움직이지 못하게 되는 질병.
- 중증 근무력증 : 전신의 근력이 저하되고, 피로감을 쉽게 느끼는 자기면역질환의 난치병.
- 육골분 : 포유동물의 육가공 공장이나 도축장에서 나오는 뼈가 붙은 고기조각이나 부스러기를 건열식으로 처리해 기름을 빼고 남은 고형분을 건조시켜서 분말로 만든 사료.
- 소 해면상뇌증 : 소의 중추신경계가 손상되어 수개월 이내에 폐사하는 만성진행성 질병으로 흔히 광우병으로 알려져 있다.

장에 구멍을 뚫는
진통제와 정맥주사

장누수를 일으키는 원인은 매우 다양하며, 다음은 그 대표적인 항목이다.

- 비스테로이드성 소염진통제 NSAIDs, Non-Steroidal Anti-Inflammatory Drugs
- 경구피임약
- 항생 물질
- 세균독소(클로스트리듐 디피실리균 clostridium difficile, 독소A)
- 장기간의 정맥주사(금식)•
- 외상, 화상 등의 스트레스

• 정맥주사(금식) : 피하나 근육 내에 주사할 수 없는 약액의 경우 또는 주사할 수 있어도 약액량이 많은 경우. 약물의 빠른 효과를 기대하는 경우에 실시한다. 장기간 금식 상태의 환자의 경우 정맥주사를 통해 영양소를 공급한다.

- 당류
- 쌀겨
- 알코올
- 글루텐 gluten
- 렉틴 lectin
- 사포닌 / 글리코알칼로이드 glycoalkaloid
- 캡사이신 capsaicin
- 타우마틴 유사 단백질 thaumatin-like protein
- 탄닌
- 우유

먼저 소화관에 궤양을 일으킬 수 있는 대표적인 의약품으로 '비스테로이드성 소염진통제 NSAIDs'라고 부르는 진통제를 들 수 있다. 아직까지는 장누수에 관한 언급은 없지만 소화관에 손상을 준다는 것은 장누수를 일으킬 수도 있다는 의미다. 마찬가지로 경구피임약 역시 염증성 장질환을 일으키는 경우가 있으므로 장누수의 위험 또한 있다.

정맥주사를 장기간 계속 맞으면, 좋은 장내세균이 제 기능을 못하게 되어 장누수가 일어나기도 한다. 그 결과 병원성 미생물이 혈액으로 침투하게 되는데, 이를 '세균전이'라고 한다. 이러한 경우에도 내독소혈증이 일어난다.

일반적으로, 장내세균이 점막보호 작용을 하지 않을 때 장누수가 쉽게 발생한다. 따라서 유용한 장내세균을 사멸시키는 항생제를 많이 사용하는 것도 장누수의 원인이 된다. 또한 항생 물질을 자주 사용하면, 항생 물질에 내성을 가진 세균이 비정상적으로 번식해서 대장염을 일으킨다. 이것을 '위막성 대장염'이라고 하며 마찬가지로 장누수의 원인이 된다.

　최근에는 조금만 열이 나도 의사가 항생제를 처방하곤 하는데 항생제는 부작용이 큰 약물로 장누수 역시 발생할 수 있으니 신중하게 사용해야 한다. 이 밖에도 부상이나 화상 등의 스트레스도 장누수를 일으킨다고 알려져 있다.

과자, 곡류, 콩류의 섭취에 주의하자

현대인은 탄수화물을 과도하게 섭취하고 있다. 특히 케이크나 과자에는 다량의 당분이 포함되어 있는데 당분을 과다 섭취하게 되면 병원성 미생물이 번식하기 쉬워져서 장내세균총의 상태가 악화된다. 이것이 장누수로 연결되는 것이다.

또 한 가지 주의해야 할 것은 알코올이다. 알코올 중에서도, 특히 체내 대사산물이자 숙취의 원인 물질인 아세트알데하이드 acetaldehyde가 장누수를 일으키므로 과음은 피해야 한다. 그 외에 장누수를 일으키는 음식으로는 어떤 것이 있는지 개별 식품을 살펴보자.

먼저 쌀겨이다. 쌀겨는 곡물을 도정했을 때 나오는 과피, 종피, 배아 등의 부분으로, 보릿겨는 '맥강(麥糠)', 밀겨는 '밀기울'이라고도 한다.

도정하지 않은 현미에는 쌀겨가 그대로 남아 있다. 그러나 쌀겨에는 계면활성제 기능이 있어 합성세제가 보급되기 전까지 세제로도 이용되었다. 대표적인 계면활성제인 비누는 기름을 분해해서 물에 녹이는 작용을 한다. 우리 몸의 세포막은 인지질(燐脂質)이라는 기름으로 구성되어 있는데, 여기에 쌀겨 같은 계면활성 물질이 작용하면 세포막의 지질이 녹아 구멍이 생긴다. 즉 쌀겨로 음식을 만들면 계면활성 효과에 의해 장점막 세포에 구멍이 뚫린다는 의미이다.

다음은 밀, 보리, 호밀에 들어 있는 단백질인 '글루텐'이다. 빵의 폭신폭신한 탄력이나 우동의 쫄깃한 식감은 밀가루 반죽 과정에서 생성되는 글루텐에 의한 것이다. 그런데 이 글루텐 또한 장점막을 손상시켜 장누수를 일으키고, 자기면역질환을 유발하는 원인이 된다. 현재 글루텐은 관절 류머티즘, 다발성 경화증, 쇼그렌증후군, 전신성 홍반성 낭창, 역류성 식도염, 천식, 만성 갑상선염, 염증성 장질환, 구내염, 자폐증, 운동항진증, 우울증, 정신분열증, 치매, 만성간염, 편두통, 당뇨병 등 수많은 만성 질환을 일으키는 원인 물질로 지목되고 있다.

다음은 렉틴*이다. 렉틴은 콩, 감자 등 일부 채소와 식물의 종자에 많이 포함되어 있는 단백질이다. 식물은 곤충과 새, 작은 동물에게 먹히지 않기 위해 잎, 씨앗, 뿌리 등에서 '독소(항영양소)'를 만드는데, 렉틴은 이처럼 독소 작용을 하는 물질 중 하나이다. 렉틴은 탄수화물과 당류에 단

● 렉틴 : 적혈구와 응집 반응을 나타내는 식물성 단백질.

단하게 결합된 단백질로서 강력한 접착제와 같은 역할을 하며 식물뿐만 아니라 동물 세포에도 존재한다. 식물 중 렉틴을 함유하는 대표 식품으로 밀, 대두, 강낭콩, 땅콩이 있다. 이와 같은 곡물과 콩의 렉틴이 장점막 세포와 결합해서 장누수를 일으킨다는 사실이 밝혀졌다.

실제로 2006년 일본의 한 TV 프로그램에서 흰 강낭콩에 들어 있는 렉틴에 '다이어트 효과가 있다'고 소개된 후 흰 강낭콩을 먹은 시청자들 사이에서 설사와 구토 등의 증상이 빈번하게 발생했는데, 강낭콩에 함유된 렉틴이 장누수의 원인인 것으로 예상된다. 또한 렉틴은 강낭콩을 삶아도 완전히 제거되지 않기 때문에 주의해야 한다.

또한 밀, 보리, 호밀에 들어 있는 렉틴이 '조눌린zonulin'이라는 단백질을 활성화시켜 장누수를 일으키는 경우도 있다. 장내 박테리아에 감염될 경우에도 같은 현상이 나타난다.

이 조눌린 단백질을 통해 장누수를 일으키는 대표적인 질병으로 셀리악병[*]이 있다. 고대 그리스 문헌에도 등장하는 셀리악병은 주로 어린이에게 발생하는데 음식을 정상적으로 섭취해도 영양실조에 걸리는 이상한 질병으로 알려져 있다. 그 외에 조눌린 단백질로 인해 장누수를 일으키는 질병으로는 소아 당뇨병과 성인 당뇨병, 다발성 경화증, 염증성 장질환, 뇌종양 등이 있다.

그래서 최근에는 만성염증질환의 최신 치료법으로 조눌린을 대상으로 하는 약물치료가 주목받고 있다. 이는 조눌린을 이용해서 장누수를 막

- 셀리악병(celiac disease) : 소장에서 발생하는 유전성 알레르기질환. 장 내의 영양분 흡수를 저해하는 글루텐에 민감하게 반응하면서 증세가 나타난다. 대부분 생후 2주의 유아에서부터 1년 정도의 어린이에게서 시작되며, 드물게는 성인이 된 후에 처음 나타나는 경우도 있다.

는 방법으로 현재 임상시험 단계다. 이러한 연구를 통해서도 만성염증으로 인한 각종 자기면역질환과 장누수의 밀접한 관련성을 추측해볼 수 있을 것이다.

콩이 지닌 독, 사포닌

다음으로 살펴볼 성분은 사포닌이다. 콩 등의 식물에 들어 있는 성분인 사포닌은 거품을 내는 특징이 있어 천연 계면활성제로도 이용된다. 사포닌은 그리스어로 '비누soap'라는 뜻이며, 어원은 '샤봉sabão'이다. 사포닌의 세정 작용을 이용해온 역사는 아주 오래 되었다. 비누가 없던 시절, 일본에서는 모과, 감초, 인삼과 같은 식물의 껍질을 부수어 물과 섞어서 머리를 감았다고 한다.

이렇듯 유용해 보이지만 실상은 사포닌도 렉틴과 마찬가지로 식물이 미생물이나 곤충에 대항하기 위해 만든 독성 물질이다. 사포닌은 계면활성 작용으로 세포막을 녹여 적혈구에 손상을 주는데 그보다 더 문제가 되는 것은 장누수를 일으킨다는 점이다. 따라서 많은 양 섭취하면 건강에 악영향을 미치게 된다. 게다가 사포닌은 요리 과정에서 가열하거나 2시간 이상 삶아도 제거되지 않고 대부분 남아 있다.

만약 운동선수가 '콩 단백질' 보충제를 섭취할 경우, 사포닌 농도가 상당히 높아지게 되므로 사용을 자제해야 한다. 콩의 사포닌을 과다 섭취할 경우 체내 요오드가 결핍돼 갑상선호르몬 생성에 이상이 생길 수 있다. 반면 발효한 콩이나 발아된 콩에는 아주 적은 양의 사포닌이 들어 있다. 따라서 사포닌이 많이 함유된 식품은 발효 과정을 거친 다음 섭취하는 것이 좋다.

이 밖에도 토마토와 감자 등 가짓과 식물에도 사포닌이 들어 있다. 잘 익지 않은 녹색 토마토와 감자의 싹에 들어 있는 사포닌을 글리코알칼로이드*라고 하는데, 역시 장누수를 일으키는 원인이 된다.

같은 가짓과 식물인 고추는 1492년 콜럼버스가 아메리카 대륙을 발견할 때까지 아시아, 유럽, 중동, 아프리카에는 존재하지 않았던 식품이다. 본래 마야족이 살았던 중남미가 원산지인 고추는 식품 용도보다는 기침, 천식, 인후염 등 각종 질병 치료에 사용했던 것으로 추정된다. 실제로 인도의 전통의학인 아유르베다와 서양의학에서는 지금도 고추를 이용한 치료를 한다. 그러나 고추의 매운맛을 내는 주성분인 캡사이신*은 장누수를 일으키니 주의해야 한다.

또한 식물에 주로 함유된 타우마틴 유사 단백질*은 잘 익은 과일에도 들어 있는 단백질이다. 잘 익은 바나나와 체리 등에서 발견할 수 있는 이

- 글리코알칼로이드(glycoalkaloids) : 식물에 들어 있는 천연 독성 물질. 토마토와 감자의 줄기에 함유되어 있다.
- 캡사이신 : 고추의 매운맛을 내는 성분이다. 고추씨에 가장 많으며 나머지는 껍질에 있다.
- 타우마틴 유사 단백질(thaumatin-like protein) : 천연감미료의 일종으로 단백질로 이루어져 있어 가열하면 변성되어 단맛이 없어진다. 빙과, 청량음료수의 감미료 등에 사용한다.

단백질이 세포막을 통과할 수 있다는 사실이 밝혀졌다. 세포막을 통과한다는 것은 장점막 세포 내에 들어갈 수 있다는 의미로 요컨대 장누수를 일으킬 가능성이 높다는 뜻이다.

특히 바나나에 많이 함유되어 있는 도파민, 노르에피네프린 등의 신경전달 물질은 장내에 해로운 병원성 대장균, 이질균, 살모넬라균 등 미생물총의 증식을 촉진하는 작용을 한다. 또한 잘 익은 바나나에는 장누수를 일으키는 사포닌도 많이 들어 있어서 장누수를 일으키기 쉬우며 그로 인해 나쁜 미생물이 혈액으로 들어가, 앞서 설명한 것처럼 내독소혈증 및 만성염증을 일으키게 된다. 따라서 현재 자기면역질환이 있는 사람들은 반드시 바나나와 같은 숙성 과일은 피하는 것이 좋다.

이 밖에도 떫은맛을 내는 물질인 타닌은 떫은 감, 차, 와인에 들어 있는 폴리페놀의 일종으로 과다 섭취하면 장누수를 일으킨다. 타닌은 맛이 떫기 때문에 과다 섭취할 일이 많지 않지만 떫은맛이 강한 차와 와인을 과음하지 않도록 주의해야 한다. 단, 소량 섭취하면 차의 카테킨처럼 건강 증진 효과를 기대할 수 있다.

가장 완벽한 식품이라
불리는 우유의 실체

마지막으로 우유 및 유제품이다. 우유 및 유제품은 우리에게 매우 친숙한 식품으로 매일 마시는 사람이 많다. 하지만 우유에도 장누수를 일으키는 물질이 들어 있다. 우유 단백질에 있는 크산틴산화효소*가 바로 그것인데 이 효소는 소장점막의 벽을 뚫고 그대로 혈액으로 들어간다. 자연히 우리 몸은 이에 대항해 항체를 만드는데 이 항체는 항원이 된 크산틴 산화효소뿐만 아니라, 몸을 구성하는 단백질 중 이 효소와 비슷한 성분을 가진 조직인 동맥세포와 관절까지도 공격을 받게 된다. 이 부위가 공격을 받으면 만성염증이 일어나고, 그 결과 동맥경화와 관절염이 나타나는 것이다.

- 크산틴산화효소(xanthine oxidase) : 하이포크산틴을 산화해 크산틴으로 만드는 효소로 간과 콩팥 등에서 푸린 분해 역할을 한다. 주로 간 · 허파 · 지라 · 창자 · 근육 등 내장기관에 분포되어 있으며, 우유에도 많이 들어 있다.

우유는 언뜻 보기에는 단순히 깨끗한 영양만 담긴 흰 액체로만 보이지만 사실 어미 암소의 혈액 성분이 일부 포함되어 있다. 따라서 우리가 우유를 마시는 것은 곧 어미 암소의 혈액에 들어 있는 물질을 마시는 것과 마찬가지다. 실제로 우유에는 어미 암소의 성장호르몬과 스테로이드 호르몬을 비롯해 인간의 몸에 직접 영향을 미치는 단백질이 들어 있다. 우유 단백질은 위장 내에서 소화효소에 의해 펩티드라는 물질로 분해되고 이는 다시 아미노산으로 분해되어 세포 내로 흡수된다. 이때 오래된 단백질은 새로운 단백질로 교체된다.

그런데 사람과 달리 송아지는 장점막 및 장내세균이 아직 미숙한 상태이므로 소화 기능이 충분하지 않다. 그래서 어미 암소의 혈중 단백질은 그대로 장을 통과해 송아지의 혈액으로 들어가 성장을 돕고 각종 감염에 대한 저항력을 길러준다. 이 말은 우유에 들어 있는 다양한 단백질은 송아지에게는 아무 문제가 되지 않는다는 뜻이다. 내가 걱정하는 부분은 어미 암소의 혈액에 들어 있는 물질이 인간에게 어떤 영향을 미칠 것인가 하는 점이다.

우유팩에는 '저온살균', '고온살균', '무균질', '균질' 등의 표시가 있다. 시중에 판매되는 우유의 대부분은 고온살균해서 우유의 미생물을 멸균시킨 것이다. 갓 짠 우유를 그대로 방치해두면 상단에 크림층이 생기는데, 이를 지방구(脂肪球)라 하며 지방분이 분리되지 않도록, 이 지방구를 잘게 부수어 성분을 균일하게 만드는 것을 '균질화'라고 한다. 공장에서는 우유의 균질화를 위해 고온 살균 등의 열처리를 해 지방구를 잘게 부수는데 덕분에 소화흡수가 잘된다는 장점이 있지만 한편으로는 지방막으로 보호되는 단백질과 유당 등을 빠르게 체내로 받아들이게 되어 배탈이나 알레르기성 질병을 일으키는 원인이 되기도 한다.

사실 정말 문제가 되는 것은 어미 암소의 혈액에 들어 있는 다양한 단백질이다. 이들은 살균 열처리 및 균질화 과정을 거쳐도 파괴되지 않는다. 또 우유에는 단백질 분해효소 저해 물질이 들어 있어서 인간의 장에 있는 소화효소로는 이러한 단백질을 분해할 수 없다. 더욱이 장누수 상태라면 우유의 혈액 내 단백질이 자유롭게 장을 통과해서 혈액으로 들어가게 될 것이다. 당연히 분해되지 않은 단백질은 이물질로 인식되므로 백혈구가 항체를 생산해서 우유와 유제품에 의한 알레르기질환 및 자기면역질환을 일으키는 것이다.

이렇게 장누수 증상이 있는 경우, 우유를 마시면 어떤 문제가 발생할까. 카제인을 예로 들어보자. 카제인casein은 우유 단백질의 일종으로 우유를 데울 때 표면에 생기는 막의 형태로 볼 수 있다. 장누수가 발생하면, 이 카제인이 장에서 혈액으로 들어가 전신을 순환한 다음 폐 조직으로 가게 된다. 이때 폐와 기관지의 점막세포를 자극해서 점액을 과잉 생산하게 만든다. 점액이 과잉 생산되면 기도가 좁아지고 이는 천식으로 이어진다.

당뇨병과 암은
우유와 어떤 관계일까?

우리가 슈퍼나 편의점에서 사는 우유 및 유제품에는 어미 암소에서 생성된 인슐린이 반드시 들어 있다. 많은 송아지의 혈액에서 인슐린에 대한 항체가 발견된 점으로 미루어 볼 때, 소의 인슐린은 소화되지 않으며 인간 역시 섭취하면 혈액으로 들어갈 가능성이 매우 높다고 할 수 있다. 이러한 점 역시 장누수의 원인이 되는 것이다. 또한 소의 인슐린 항체는 10세 미만 어린이의 당뇨병 발병에도 영향을 미친다는 보고가 있다. 소아 당뇨병은 췌장의 인슐린을 생산하는 세포가 자기항체에 의해 파괴되어 인슐린이 나오지 않는 질병이다. 따라서 평생 인슐린 주사를 맞아야 한다.

이렇듯 3세까지 우유나 유제품을 섭취하면, 성인 당뇨병에 걸릴 위험을 높인다고 역학조사에서도 밝혀졌으니 아이의 건강을 위해 유년기부터 우유를 주는 일은 피해야 한다.

한편 어미 암소의 체내에서 생성된 인슐린처럼 우리 인체에 아주 나쁜 영향을 미치는 호르몬으로 '인슐린유사생장인자-1 IGF-1'라는 것을 들 수 있다. 이 호르몬은 이름 그대로, 세포와 조직의 성장을 촉진하는 물질이다. 여기서 중요한 점은 이 호르몬이 건강한 세포와 암세포를 구분하지 않고 성장을 촉진시킨다는 사실이다.

인슐린유사생장인자는 거대한 단백질 분자이므로, 원래대로라면 장을 통과할 수 없다. 그러나 2009년에 조사한 우유 섭취와 인슐린유사생장인자의 관계에 대한 연구에서, 우유를 섭취하면 인슐린유사생장인자의 혈중 농도가 상승하는 것으로 나타났다. 상세한 구조는 알 수 없으나, 이는 인슐린유사생장인자가 소화되지 않은 채 장을 통과해서 혈액으로 들어갔을 가능성이 있다는 뜻이다. 당연히 이때 장누수가 발생한다는 것을 추측할 수 있다.

또한 인슐린과 인슐린유사생장인자는 서로 관련이 있어서, 한쪽의 농도가 상승하면 다른 한쪽도 상승한다. 따라서 우유나 유제품에 함유된 소의 인슐린이 우리의 혈액으로 들어가게 되면 인슐린유사생장인자의 혈중 농도 역시 높아진다. 문제는 앞에서 설명했듯이, 인슐린유사생장인자는 암세포를 성장시키는 작용을 한다는 것이다. 지난 40년간의 연구에 따르면, 인슐린유사생장인자의 혈액 농도가 높아질수록 전립선암, 유방암, 난소암 발병률 또한 높아졌다.

우유에는 스테로이드 호르몬의 일종으로 흔히 '여성 호르몬' 으로 불리는 에스토로겐이 다량 함유되어 있다. 어미 암소에서 우유가 나오는 기간은 임신 말기와 수유 기간뿐이다. 그러나 현대의 낙농은 거의 1년 내내 우유를 생산하기 위해, 출산 후 3개월 이내에 다시 인공수정을 시켜서 늘 수유할 수 있도록 소의 호르몬을 조절하고 있다.

임신을 하면 태반에서 많은 양의 여성호르몬이 분비되므로 에스트로겐의 혈중 농도가 높아진다. 즉 1년 내내 임신과 수유 상태인 어미 암소의 혈중 에스트로겐 농도는 높은 상태로 지속되는 것이다. 이 사실은 어미 암소의 혈액을 걸러서 만든 우유 역시 에스트로겐 농도가 매우 높다는 것을 의미한다.

우유에 함유된 에스트로겐의 주요 성분인 '황산 에스트론estrone sulfate' 은 갱년기 장애가 있을 경우 의사의 진찰에 따라 호르몬 보충요법으로 사용되기도 한다. 특히 구강으로 섭취하면 장에서 흡수되는 효율이 높아, 쉽게 혈액으로 들어간다. 즉, 우유를 마시면 혈중 여성호르몬 농도가 높아지는 것이다. 이는 여성이든 남성이든 어린이든 마찬가지다. 부작용 역시 암으로 이어지는데 여성의 경우 혈중 여성호르몬 농도가 높으면 유방암, 난소암의 발병 확률이 높아지는 반면 남성은 전립선암 및 고환암 발병 위험이 커진다.

이처럼 우유의 다양한 성분이 오히려 우리의 건강을 해치는 많은 만성질환의 원인이 되고 있다. 또한 장누수까지 더해지니 우유가 얼마나 위험한 식품인지 더 이상 설명하지 않아도 알 수 있을 것이다.

만성염증을 예방하는
원시인 식사

그렇다면 만성염증을 예방하기 위해서는 어떻게 해야 할까. 지금까지 설명한 대로, 만성염증의 원인이 되는 항원의 침입 경로가 장인 경우는 압도적으로 많다. 게다가 장누수까지 발생하면, 각종 항원 물질이 더욱 쉽게 침입한다. 따라서 장누수를 예방하는 것이 만성질환을 근본적으로 치료하는 길인 셈이다.

그렇다면 장누수를 예방하기 위한 방법에 대해 알아보자. 먼저, 지금까지 언급한 장누수를 일으키는 요인을 최대한 제거해야 한다. 우선 가능한 한 비스테로이드성 소염진통제와 항생제를 사용하지 않아야 한다. 또한 원시인 식사를 시작하고 장누수를 유발하는 음식을 먹지 않는 것이 중요하다. 특히 알레르기질환과 각종 만성질환자들은 스스로 장누수를 일으키고 있는 것은 아닌지 자신의 식습관을 돌아봐야 한다. 이 책의 마지막에 나오는 '원시인 식사의 대표적인 식품 목록' 중 장누수를 일으키는 '절대 금기 식품' 부분이 도움이 될 것이다.

또 반드시 기억해야 할 점이 있다. 바로 장내 세균의 기능이다. 장누수가 일어나는 것은 기본적으로 장의 차단 기능이 저하되었기 때문이다. 항생제 등을 많이 복용해서 장내세균총에 손상을 입히는 바람에 장의 차단 기능이 약화되어 장누수가 일어나는 것이 가장 흔한 원인이다.

다음으로 우리 몸에 있는 장내 세균의 기능에 대해 살펴보자. 소화관은 입에서부터 항문까지 이어지는 관이므로, 소화관 내부는 결국 우리 몸의 외부에 해당하는 셈이다. 자연히 식사를 통해 이물질이 가장 많이 침입해 들어오는 곳이기도 하다.

원래 장에는 '점막 관련 림프조직'이라는 관문이 있어서, 이물질이 쉽게 체내를 통과하지 못하게 되어 있다. 대장균, 살모넬라균 등 인체에 나쁜 영향을 미치는 균이 침입한 경우에는 장점막의 림프 조직이 빠르게 반응해서 독소를 없애 버린다. 그런데 이러한 중요한 관문인 장점막 림프 조직도 애초에 장내 세균이 없으면 발달하지 못한다.

그래서 유산균 등 인체에 이로운 장내 선옥균(善玉菌)*이 증가하면, 장점막이 성장하는 데 더욱 도움이 되는 것이다. 또한 장점막에 흩어져 있는 줄기세포*가 장점막세포로 성장하려면 장내세균이 생산하는 단백질

● 선옥균 : 장에 좋은 비피더스균과 같은 종류의 균.
● 줄기세포 : 여러 종류의 신체 조직으로 분화할 수 있는 능력을 가진 세포, 즉 '미분화세포'를 말한다.

이 반드시 필요하다. 방사선치료를 하면 암세포뿐만 아니라, 장점막 세포까지 사멸할 수 있는데 이러한 경우, 장내세균이 생산하는 단백질을 투여해서 그와 같은 점을 예방하는 것이다.

이렇듯 장내세균의 대사로 생성된 물질은 장점막 세포의 성장 유전자에 작용해서 점막의 성장을 촉진한다. 실제로 장내세균이 전혀 없는 실험용 쥐는 장점막이 발달하지 않았으며, 선옥균이 적은 경우에는 장점막의 주름이 제대로 성장하지 않았다. 이 경우, 당연히 장점막의 차단 기능이 저하되어 장누수 증상이 나타나기 쉬워진다.

대변 이식을 통해
장 건강을 되찾는다

장점막의 차단 기능이 저하되어 장누수 증상이 나타나는 전형적인 예를 살펴보자. 2012년 7월 27일자 CNN 뉴스에 놀라운 사실이 보도되었다. 캘리포니아에서 발생한 자동차 충돌 사고로 치명상을 입고 오랜 기간 입원 중인 여성의 이야기이다. 이 여성은 감염 예방을 위해 항생제를 사용했다가 대장에 강한 내성균이 번식하게 되면서 발열, 강한 복통, 설사, 구토 등의 증세를 보였다. 이러한 증세는 계속되었지만 딱히 치료할 방법이 없었다. 이 강한 내성균은 의료 현장에서 매우 두려워하는 '클로스트리듐 디피실리균 clostridium difficile'으로, 항생제를 지속적으로 사용할 경우 번식하는 '기회감염균'이다.

기회감염균은 선옥균이 우세한 정상적인 장내 환경에서는 통제된 상태로 있지만, 장내 환경이 악화되어 통제가 무너지면 악영향을 끼치는, 박테리아의 일종이다. 클로스트리듐 디피실리균이라는 내성균이 번식하면서 독소를 배출해 대장에 강한 염증이 생기고 발열과 함께 복통, 혈변, 설사, 구토 등 복부에 심각한 증상이 발생하는데 이것이 위막성 대장염이다. 위 사례의 여성은 장누수가 발생한 것이 원인으로 추측된다.

미국 질병통제예방센터CDC에 따르면, 매년 클로스트리듐 디피실리균 감염에 의한 사망자 수가 약 1만 4천 명에 이른다고 한다. 이들 사망자 대부분은 입원 후 항생제의 장기투여·남용에 의해 감염된 경우다. 항생제 과다 사용으로 발생한 박테리아의 경우 이를 억제하는 특수 항생 물질은 두 종류뿐이며 효과도 좋지 않다.

또한 내성균에 대항하는 항생제를 사용하게 되면, 장의 유용한 미생물을 죽이게 돼 악순환이 발생한다. 유용한 미생물까지 모두 죽게 되면 클로스트리듐 디피실리균과 같은 기회감염균에 유리한 환경이 조성되기 때문이다. 그래서 의사들은 항생제 사용을 포기하고 최신 치료를 시작했다. 그것이 바로 '대변 이식fecal transplantation'이다.

대변 이식은 대장 내시경으로 공급자의 대변 중 유용한 미생물을 채취해 환자의 대장으로 옮기는 작업이다. 이 여성 환자의 경우 어머니의 대변을 이식하고 나서 각종 증상이 사라지면서 위막성 대장염이 치유되었다.

클로스트리듐 디피실리균이라는 내성균으로 인한 난치성 대장염을 치료하기 위해 실시한 대변 이식의 결과는 놀라울 정도였다. 최초의 이식에서 91%, 2차 이식에서 98%가 치료되어 증상이 거의 완치되었다. 이는 친족에게 이식받은 장내 유용미생물이 다시 증식하면서 클로스트리듐 디피실리균의 번식을 억제했기 때문이다.

이렇듯 장내 세균은 질병의 원인이 되는 미생물 및 기회균을 항상 통제하면서 번식하지 못하도록 감시하고 있다. 사실상 장내 세균의 대사로 생성된 물질이 이들 세균의 증식을 억제하는 것이다.

지나치게 깔끔한 것도
독이 될 수 있다

가끔은 도를 넘어설 정도로 제균에 힘 쓰는 것을 볼 수 있을 만큼 선진국에서 청결은 매우 중요한 가치이다. 그런데 이렇게 청결을 지향하는 사회에서 항생제를 남용해 오히려 천식이나 아토피성 피부염 등 알레르기질환의 증가를 초래한다는 가설이 있다. 이른바 위생가설●이 그것이다. 최근 이 가설을 증명하는 사례가 많이 발견되고 있어, 위생가설이 지지를 받고 있다. 이 챕터에서 언급한 장누수 증상도 바로 위생가설이 증명되는 사례이다. 항생제 남용으로 장내 세균에 변화가 생기면, 장점막 조직이나 장점막 림프조직의 발육 상태가 나빠져서 장누수가 발생한다. 이렇게 장누수가 발생하면, 언제 면역 이상 증상이 나타날지 알 수

● 위생가설 : 감염성질환에 걸리지 않았거나 미생물을 접할 기회가 줄어들면 오히려 알레르기질환이 증가한다는 가설로 유럽, 호주 등의 농장 지역 아이들이 도시에 비해 알레르기환 발병이 낮다는 연구가 이를 뒷받침한다.

없는 상황이 된다.

또 다른 예로 위암 발생의 원인으로 밝혀진 파일로리균 pylori 을 들 수 있다. 흥미롭게도 어린 시절에 파일로리균에 감염되면, 이후 천식이나 아토피성 피부염 등의 알레르기 관련 질병의 발병률이 저하된다고 한다. 이 경우 파일로리균의 감염에 의해, 균과의 공존관계를 구축함으로써 과도한 염증이 방지되는 것을 추측해 볼 수 있다. 이처럼 일반적으로 나쁜 균으로 알려져 있는 파일로리균조차도 정상적인 소화기관의 발달에 기여하는 부분이 있다는 것이다. 장기적으로 봤을 때 암을 일으킬 소지가 있다고 해도 말이다.

단, 위생가설이 인정받는다 해도 아마 대다수의 사람들은 청결한 생활을 포기하지 못할 것이다. 게다가 세균은 환경 변화에 따라 기능이 달라진다. 환경이 너무 갑자기 변하면 지금까지 공생하던 세균이 사멸하고 새로운 질병 가능성을 지닌 세균이 증식할 수도 있다. 따라서 장내 세균의 중요한 기능을 유지하려면 장의 환경을 갑자기 바꾸는 일은 피해야 한다.

요즘에는 감기로 진찰을 받으면 즉시 처방약으로 항생제가 나온다. 때로는 환자 측이 처방을 꺼리는 의사에게 항생제 처방을 요구하기도 한다. '페니실린 계 penicillin', '세펨 계 cephem antibiotic', '린코마이신 계 lincomycin antibiotics', '설파제 sulfa drug' 등의 항생제를 장기 투여했을 때 어떤 일이 일어나는지는 이미 앞에서 언급하였다.

또한 장기간 정맥주사를 맞는 경우에도 장내에 영양 공급이 되지 않아 장내세균이 사멸한다. 이렇게 되면, 병원성 미생물이 번식해서 장의 림프조직에 있던 것이 혈액으로 들어가 감염증을 일으키는데 실제로 의료 현장에서는 이러한 사례를 종종 볼 수 있다.

　원래 장내 세균은 우리와 공생해야 하는 존재다. 유용한 미생물과의 공생은 우리의 건강을 지켜준다고 해도 과언이 아니다. 이와 같은 사실을 알면 일방적으로 바이러스와 세균을 사멸하는 치료가 그렇게 효과적인 방법이 아니라는 점을 알 수 있을 것이다.

장내 세균이
꼭 필요한 이유

장내 세균은 뇌에도 영향을 미친다. 장내 세균을 제거한 실험용 쥐와 정상 쥐의 행동을 조사한 연구에서 실험용 쥐가 비정상적이고 위험한 행동을 일으킨다는 실험결과가 나왔다.

실제로 장내 세균을 제거한 실험용 쥐의 뇌를 확인한 결과, 감정이나 신경증적인 행동에 관여하는 유전자에 변이가 일어났다는 사실이 밝혀졌다. 뇌의 성장에 필요한 성장인자, 감정에 관여하는 신경전달 물질인 세로토닌 수용체, 기억, 학습, 감정에 관여하는 수용체 등의 유전자에 변이가 발생한 것이다. 비록 이 실험은 쥐에 한정된 것이지만 어떤 종류의 장내 세균이 뇌 유전자의 활동에까지 영향을 줄 수 있다는 흥미로운 사실을 알 수 있다.

장내 세균은 비만과도 밀접한 관련이 있다고 한다. 뚱뚱한 사람과 마른 사람은 장내세균총의 세력도가 다르다. 동일한 유전자를 가진 일란성 쌍둥이도 체중이 다르면 각기 다른 종류의 장내세균총을 갖게 된다.

흥미롭게도 서구형 고열량식을 섭취하면 쉽게 지방을 축적할 수 있도록 도와 비만을 일으키는 장내 세균이 늘어나는 것으로 밝혀졌다. 반면, 저열량식은 지방을 적게 축적하는, 즉 비만을 억제하는 장내 세균을 증식시켰다. 요컨대 식사에 따라 장내세균총이 변화한다는 것이다. 비만 개선을 위해서라도 건강한 장내 세균과의 공생은 꼭 필요하다.

또 다른 예로 4개월 이상 모유를 먹고 자란 아이는 모유를 먹지 않은 어린이보다 알레르기 관련 질병에 걸릴 위험이 낮다는 연구 결과가 있다. 이는 모유에 장내 세균의 생육 및 과도한 면역반응 억제 효과가 있기 때문이다. 또한 변비, 독성 화학 물질의 섭취 등은 모두 장내 세균에 영향을 주기 때문에 유의해야 한다.

그 외에도 장내 세균을 건강하게 유지하면, 만성염증과 관련된 질병 예방 및 수명 연장 효과가 있다는 사실이 쥐를 이용한 실험에서 밝혀졌다. 비피더스균*을 쥐의 구강에 투여해, 쥐의 장내 세균에 '폴리아민 polyamine'을 생성시키는 실험이었다. 폴리아민은 미생물과의 상호작용으로 생산된 피토케미컬의 일종으로, 세포의 분화와 증식에 관여하는 생리 활성 물질이다. 모든 생물의 세포에 보편적으로 존재하지만, 낫토 등의 발효 식품과 표고버섯 등에 특히 풍부하게 들어 있다. 이 실험에서 쥐에

● 비피더스균 : 비타민 B₁을 합성하고 더불어 장내 환경을 산성화해 다른 병원균의 번식을 억제하는 작용을 하기 때문에 유아의 발육에 큰 역할을 한다.

게 비피더스균을 투입했더니 장내세균이 폴리아민을 생성한 것이다. 자연히 노화의 원인이 되는 만성염증이 억제되어 쥐의 수명이 길어졌다. 이처럼 유용한 장내 세균을 활성화시켜 만성질환을 예방하는 방법을 '프로바이오틱스probiotics'라고 한다. 장내 세균의 환경을 정비하기 위해서 굳이 대변 이식을 할 필요는 없는 것이다. 물론 유용한 장내 세균을 성장시키는 가장 핵심적인 열쇠는 원시인 식사법에 있다는 것을 기억하자.

질병을
근본적으로 치료하는
원시인 식사

장누수는 기본적으로 우리의 유전자와 맞지 않는 음식을 섭취하기 때문에 발생하는 증상이다. 따라서 '유전자에 적합한 음식'으로 고안된 원시인 식사를 하려면 장누수를 일으키는 식품의 섭취를 줄여야 한다. 뒤에서 자세히 설명하겠지만, 원시인 식사에서 내가 쌀밥을 권하는 것도 장누수를 유도하는 글루텐이 들어 있는 밀과 비교했을 때 위험도가 낮기 때문이다. 또한 원시인 식사를 하면 채소와 과일을 많이 먹어서 식이섬유를 다량 섭취하게 되는데 그 결과, 변비를 방지하고 장내 유익균이 증식할 수 있는 환경이 조성되어 장 건강을 지킬 수 있게 된다.

원시인 식사법에서는 낫토를 비롯한 발효 식품도 적극 추천한다. 이는 발효 식품을 섭취함으로써 보다 좋은 장내세균총으로 변화할 수 있기 때문이다. 예를 들어, 알레르기질환이 있는 사람은 자신도 모르는 사이에 장누수를 겪을 수도 있는데, 당사자가 이러한 사실을 눈치채지 못하면 알레르기의 항원성 물질이 장에서 혈액으로 점점 스며들 우려가 있다. 이러한 경우에는 일반적인 치료를 해도 좀처럼 낫지 않는데 원시인 식사를 하게 되면 매우 효과적으로 치료할 수 있게 된다. 장누수를 초래하는 음식을 최대한 줄이면, 장내세균총을 정상화할 수 있기 때문이다. 이는 원시인 식사로 장누수를 개선할 수 있다면 당연히 장누수에서 발생하는 만성염증과 만성염증으로 인한 수많은 질병에 대해서도 효과를 발휘할 수 있다는 의미다. 원시인 식사가 고혈압과 당뇨병처럼 낫기 어려운 만성질환에 효과를 발휘하는 것 역시 이러한 만성염증을 개선하는 효과 때문이다.

Chapter
3·

원시인 식사와
다른 식사법은 무엇이 다를까?

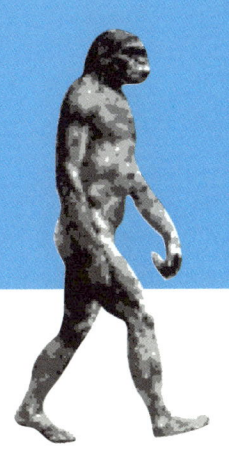

탄수화물제한식과
원시인 식사는 다르다

챕터 3에서는 원시인 식사와 그 외의 현대 건강식을 비교한다. 그 차이를 알면 원시인 식사를 더 깊이 이해하게 될 것이다. 먼저 살펴볼 것은 당질제한식이다. 당질제한식은 곡물 등 탄수화물 섭취를 제한하는 식사법이다. 최근 유행한 식사법으로 시도해본 이들도 적지 않을 것이다.

당질제한식은 엄밀하게 말하면, 저탄수화물식low-carbohydrate diet의 일종이다. 저탄수화물식은 미국에서 인기를 모았던 로버트 앳킨스Robert Atkins 의사가 개발한 앳킨스 다이어트*, 일명 황제 다이어트가 유명하다. 앳킨스 다이어트는 탄수화물을 1일 20g으로 제한하는 식사법이다.

앳킨스 다이어트는 발표 당시부터 의학계의 비난을 받았다. 이미 지난

● 앳킨스 다이어트 : 고단백질 식품만 먹고 고탄수화물 식품은 피하는 다이어트. 우리나라에서는 '황제 다이어트' 라고 불린다.

연구에서 탄수화물(당질)을 극단적으로 제한하면 초조감과 우울증, 인지 능력 저하, 구취, 부정맥*, 변비, 현기증 등이 발생한다는 사실이 밝혀졌기 때문이었다. 그러나 1992년 앳킨스 의사가 다시 《닥터 앳킨스의 다이어트 혁명》을 출판하자, 미국 전역에서 저탄수화물식이 돌풍을 일으켰고, 그 후 전 세계적으로 확대되었다.

그렇다면 원시인 식사는 당질제한식이나 저탄수화물식과 어떤 점이 다를까. 우선 탄수화물, 단백질, 지질의 3대 영양소 섭취량으로 저탄수화물식과 원시인 식사의 차이를 알아보자.

현대의 식사는 탄수화물 49%, 단백질 15.5%, 지질 34% 섭취를 권장한다. 그리고 저탄수화물식은 탄수화물을 총열량의 4~26%로 제한하고, 단백질은 18~23%, 지질은 51~78% 섭취를 권장한다. 원시인 식사는 탄수화물 22~40%, 단백질 19~35%, 지질 28~47% 섭취를 권장한다.

저탄수화물식을 당질제한식이라는 말로 바꾼 의사 에베 코지(江部康二)는 그의 저서 《건강해지고 싶으면 밥 먹지 마라》에서 당질제한식의 권장 영양소 섭취를 탄수화물 12%, 단백질 32%, 지질 56%라고 설명한다.

즉, 당질제한식은 원시인 식사와 앳킨스 다이어트로 대표되는 저탄수화물식의 중간쯤 된다고 할 수 있다. 이론적으로는 '당뇨병 치료에 이용하는 저탄수화물식'이라는 점에서 앳킨스 다이어트와 같다.

저탄수화물식은 수렵·채집 시대의 식사보다 단백질 섭취량을 약간 줄

---

* 부정맥 : 맥박이 불규칙하게 뛰는 것으로 심장의 이상으로 일어나는 것과 호흡의 영향으로 생리적으로 일어나는 것으로 나뉜다.

이고, 지질의 섭취를 늘리면서 탄수화물을 크게 제한한다는 점이 특징이다. 당질이 많이 들어 있다는 이유로 채소와 과일을 제한하는 한편 베이컨, 소시지, 핫도그 같은 가공육류와 지방이 많은 고기나 치즈, 크림, 버터 등의 유제품을 제한하지 않는다. 지방은 먹고 싶은 대로 먹을 수 있으며 콩을 포함한 식물성 단백질 섭취도 권장한다. 이러한 점이 원시인 식사와는 다르다.

저탄수화물식은 단기간으로 보면 확실히 체중이 감소하고 인슐린 저항성, 즉 인슐린의 효능이 나빠진 상태를 개선해 혈중지질의 정상화에 기여한다. 그러나 탄수화물 감량에 따른 열량을 보충하기 위해 가공육 및 유제품을 섭취한다면, 장기적으로 각종 이상 증상이나 질병을 일으킬 위험이 있다.

또한 저탄수화물식의 또 다른 문제는 탄수화물을 일률적으로 제한한다는 점이다. 원시인 식사 역시 당질 섭취를 제한하지만 환자의 증상이 매우 심하지 않은 한 저탄수화물식만큼 엄격하게 제한하지는 않는다. 대개의 경우 어느 정도 섭취해도 무방하다.

이외에도 원시인 식사는 증상이 심각한 일부의 사람들을 제외하면 신선한 채소와 과일 섭취를 오히려 적극적으로 권장한다는 점이 다르다. 신선한 채소와 과일에는 미네랄과 비타민, 피토케미컬 등 건강을 증진하는 데 효과적인 영양소가 풍부하기 때문이다. 이러한 점들이 저탄수화물식 및 당질제한식과 원시인 식사의 큰 차이이다.

탄수화물, 섭취하지 않으면 위험하다

저탄수화물식에 따라 탄수화물의 섭취량을 크게 줄이면 단기적으로 체중 감량 효과를 거둘 수 있다. 그러나 이 경우, 체중이 줄어든 것은 근육과 간의 당 저장량과 체내 수분량이 줄어들었기 때문이므로 건강한 상태라고 할 수 없다.

또한 저탄수화물식을 하게 되면 탄수화물의 포도당을 열량원으로 이용할 수 없기 때문에 몸에 축적된 지방을 분해해서 열량으로 사용한다. 이렇게 지방을 분해하면 중간대사 물질인 케톤체가 과잉 생성되는데 이를 케톤증ketosis이라고 하며, 케톤혈증ketonemia과 케톤뇨증ketonuria ketosuria을 동반하게 된다. 케톤체가 혈액 중 정상량 이상이 되면 케톤혈증, 소변으로 케톤체가 배출되는 것을 케톤뇨증이라 한다. 이렇게 케톤이 과잉 생산되면 혈액이 산성화되고 탈수, 구강건조, 무기력, 구토, 메스꺼움과 복통 및 두통 증상이 나타나며 날숨에서 아세톤 냄새가 난다.

수렵·채집 시대에는 탄수화물을 섭취하는 습관이 없었다. 따라서 탄수화물보다는 지방을 열량원으로 이용하게 되어 가벼운 케톤증이 있었을 것으로 예상된다. 이 증상은 현대에도 나타나는데 앳킨스 다이어트처럼 저탄수화물식을 하는 경우 이외에도, 당뇨병이나 기아 상태에서 주로 발생한다. 케톤증이 더 진행되면 '케톤산증ketoacidosis' 상태가 되어 혈액이 지나치게 산성화되며, 혼수상태에 빠져 결국 사망하게 된다.

실제로 하루치 당질을 20g으로 제한하는 앳킨스 다이어트에서 케톤산증이 발생한 사례가 있었다. 앳킨스 다이어트 중인 사람의 소변에서 스트레스 호르몬인 코르티솔cortisol과 염증반응 CRP 값°의 상승도를 확인한 결과, 심신 모두 상당한 스트레스를 받고 있음이 확인되었다. 그뿐만 아니라 앳킨스 다이어트를 장기간 지속하면 두통, 근육 경련, 변비, 설사 등의 이상 증상이 발생한다는 사실도 확인되었다. 근육 경련은 케톤체라는 산성 물질을 신장에서 배출하는 과정에서 칼륨, 마그네슘, 칼슘과 같은 미네랄이 소실돼 나타나는 증상이다. 또한 케톤체를 우선적으로 신장에서 배출하기 위해 요산°을 혈액에 축적하는데, 이렇게 되면 세포막 등의 지질을 산화시켜 활성산소°의 발생을 촉진한다. 이러한 증상이 더욱 심해져 고요산혈증(高尿酸血症) 상태가 되면 심장병이 발생하게 된다.

- CRP(C-Reactive Protein) 값 : CRP는 염증(감염, 자가면역질환 등)이나 조직손상(외상, 수술, 심근경색, 종양)에 반응해 양이 증가하거나 감소하는 급성기 반응 물질이다. 따라서, CRP의 양이 변화하는 양상을 지켜보면 감염성 질환이나 자가면역질환 등의 각종 염증반응의 진단, 경과 관찰에 이용할 수 있다.
- 요산 : 혈액과 소변에 포함된 노폐물의 일종.
- 활성산소 : 우리가 호흡하는 산소와는 완전히 다른 불안정한 상태에 있는 산소로 유해산소라고도 한다. 환경오염과 화학 물질, 자외선, 혈액순환장애, 스트레스 등으로 산소가 과잉생산된 것이다. 단백질의 기능 저하를 초래하며 핵산을 손상시켜 돌연변이나 암의 원인이 되기도 한다.

앳킨스 다이어트는 인지기능과 정서적인 면에도 영향을 끼쳐서 인지기능이 떨어지는 증세가 나타나며 특히 여성의 경우 초조감, 우울증 증세를 보인다. 예전에 내 가족 중 한 명이 앳킨스 다이어트를 시도한 적 있었다. 체중은 확실히 감소했지만 몇 달 동안 피로감, 변비, 초조감, 구취, 체취가 심했다.

그런데 원시인 식사로 전환한 후에는 이러한 증상들이 사라져 감량한 체중을 훨씬 수월하게 유지할 수 있게 되었다. 앳킨스 다이어트처럼 극단적으로 탄수화물을 제한한 식사를 실시할 경우, 체중은 확실히 감소하지만 지방이 아닌 근육이 줄어들고, 이로 인해 기초대사량도 줄어들기 때문에 요요현상 등 많은 부분에서 부작용이 나타난다. 최근에는 부작용을 없애기 위해 1일 130g의 당질을 섭취하는 저탄수화물식을 권장하고 있다. 이러한 흐름으로 미루어 볼 때 일률적이고 엄격한 방식의 탄수화물 제한식은 건강에 해가 될 수 있음을 짐작하게 한다.

탄수화물,
너무 적게 먹어도
위험하다

저탄수화물식은 처음 발표되었을 때부터 고단백, 고지질 식사의 위험성에 대한 지적이 이어져왔으며 지금도 그 우려는 불식되지 않은 상태다. 이와 관련해 미국 매사추세츠공과대학MIT에서 연구한 내용을 소개한다.

이 연구에서는 9명의 마른 남성을 대상으로 매일매일의 식사 내용을 다음과 같이 정했다. 총열량은 그대로 하되, 탄수화물을 하루 20g 이하로 제한하고 고기, 생선, 달걀, 치즈, 크림만 섭취하는 식사를 35일간 지속했다. 그러자 35일 후 평균 총콜레스테롤 수치가 159mg/dL에서 208mg/dL까지 상승했다(정상 수치는 140~219mg/dL).

이로 미루어 볼 때 저탄수화물식이 콜레스테롤 수치를 끌어올린다는 것을 추측할 수 있다. 최근에는 저탄수화물식에 관한 중요 논문이 영국의 세계적 의학 잡지 〈브리티시 메디컬 저널BMJ, British Medical Journal〉에도 게재되었다.

스웨덴에서는 다음과 같은 연구가 실시되었다. 1991년에서 1992년까지 30~49세의 건강한 여성 중 무작위로 뽑은 9만 6천 명을 대상으로 평균 15.7년에 걸쳐 관찰한 것으로 우선, 대상자들에게 생활습관에 대한 상세한 설문조사를 실시했다. 구체적 설문조사 내용은 식습관(채소, 콩, 과일, 유제품, 곡류, 고기, 생선, 고구마류, 달걀, 설탕 등의 섭취량), 운동 습관, 알코올 섭취, 흡연 상태, 잠복질환•, 체격, 학력 등이다. 이렇게 장기간에 걸친 관찰 결과, 저탄수화물식은 동맥경화를 촉진한다는 결론이 나왔다.

탄수화물 섭취량이 20g 감소하면 저탄수화물 점수가 1점 오르고, 단백질 섭취량이 5g 증가하면 고단백질 점수가 1점 오르는 것으로 점수를 산출하였다. 이로써 저탄수화물 점수와 고단백질 점수가 각각 2점씩 오를수록 심장병에 걸릴 확률이 5%씩 증가한다는 것을 확인할 수 있었다. 2점씩 오른다는 것은 하루 섭취량 중 탄수화물이 40g 줄어들고, 단백질이 10g 증가한다는 의미다.

이 연구의 결론에 대한 나의 견해는 탄수화물을 극단적으로 제한하는 것도 좋지 않지만 지방질과 단백질을 포함한 식품의 질 자체에도 문제가 있었다고 본다.

전문가들 사이에서도 동물성 단백질 섭취가 건강에 나쁘다는 논조를

• 잠복질환 : 질병이나 증상의 원인이 되는 질병. 예를 들어 고혈압, 고지혈증, 당뇨는 허혈성 심장 질환의 잠복질환이다.

자주 듣게 된다. 그러나 챕터 1의 '포화지방산' 부분에서 언급한 것처럼, 하버드대학의 연구 결과 본연의 포화지방산 자체는 전혀 해롭지 않음이 증명되었다. 이뿐만 아니라, 1일 총열량의 20% 이상을 동물성 단백질로 섭취한 경우, 혈중지질 개선, 인슐린 저항성 개선, 고혈압 예방으로 인한 대사증후군 예방, 체중 감소 등 수렵·채집 민족의 특징인 건강 효과가 확실하게 나타났다.

원시인 식사에서 가공육과 유제품의 섭취를 금지하는 이유는 이 식품들의 지질 및 단백질이 동맥경화를 촉진하기 때문이다. 반면 저탄수화물식이나 당질제한식은 가공육, 유제품에 대해 아무 제한도 두지 않는데, 바로 이런 점이 문제의 원인이 된다고 생각한다.

이 책의 출간을 앞두고 있을 무렵, 당질제한식에 관한 새로운 연구 결과가 미국 과학잡지 〈플로스 원PLOS ONE〉에 발표되었다. 일본 국립국제의료연구센터병원 당뇨병·대사·내분비과의 노토 히로시(能登洋) 의장팀이 실시한 연구로, 이들은 2012년 9월까지 발표된 당질제한식에 대한 492편의 해외 의학논문 중 동물실험을 제외한 나머지를 선별해 그 논문들의 실험 대상이었던 사람들의 경과를 5년 이상 추적했다. 그리고 그들의 사망률 등을 조사한 9편의 논문을 분석하였다. 그 결과 '당질제한식을 5년 이상 계속하면 사망률이 높아질 가능성이 있다'는 사실이 확인되었다. 이는 내가 지금까지 했던 주장을 입증해주는 자료인 셈이다.

우유가 정말 뼈를 튼튼하게 만들까?

저탄수화물식의 문제점 중 하나는 지방의 종류를 제한하지 않고 있다는 점이다. 특히 우유 및 유제품의 섭취를 제한하지 않는 것이 치명적이다. 그렇다면 이제부터 우유 및 유제품의 문제점에 대해 자세히 알아보자.

우유와 유제품이 현대식의 일부가 된 것은 1만 년~5천5백 년 전 신석기 시대부터다. 인류가 출현한 시기가 2백60만 년 전이라는 사실을 감안하면 이는 아주 최근의 일인 셈이다. 염소, 양, 소 등 동물의 가축화에 성공함으로써 우유와 유제품을 섭취할 수 있게 되었으며 현대에는 우유뿐만 아니라, 아이스크림, 생크림, 요구르트, 치즈, 초콜릿, 사탕, 빵, 샐러드드레싱, 소시지, 살라미, 소프트드링크, 라떼 커피 등 우리가 먹는 음식 전반에 우유가 들어간다.

우리는 어렸을 때부터 우유 및 유제품은 칼슘 등의 영양소가 풍부하고 성장에 꼭 필요한 식품이라는 말을 들어왔고 학교에서도 우유 급식을 실시하고 있다. 이렇듯 우유는 우리가 안전할 것이라고 굳게 믿는 식품 중 하나다. 하지만 과연 그러할까.

2005년 콜로라도주립대학의 코데인 Loren Cordain 교수팀이 미국 국민을 대상으로 정부의 1일 섭취권장량* 중 주로 결핍되는 13개 영양소를 발표했다.

발표 내용에 따르면, 부족한 13개 영양소는 비타민 B_1, B_2, B_3, B_6, B_{12}, 비타민 A, 비타민 C, 엽산, 아연, 칼슘, 마그네슘, 철, 인산이다. 이들 13종의 영양소를 총괄해서 함유량이 높은 식품부터 나열하면 다음 순서와 같다.

① 신선한 채소
② 어패류
③ 육류(초원에서 성장한 것)
④ 전유(순乳)*
⑤ 통곡물
⑥ 견과류와 종자류

이 결과를 보면, 유제품은 영양가가 높기는커녕 오히려 하위에 해당

* 1일 섭취권장량 : 미국 국립과학회 식품영양분과에서 정한 건강한 개인에게 하룻동안 음식으로 섭취해야 하는 영양분의 양.
* 전유 : 지방을 빼지 않은 자연 상태의 우유.

했다. 이 13종 이외에 비타민 D가 미국의 1일 섭취권장량에 충족되려면 우유는 하루 167컵이나 마셔야 한다(비타민 D의 혈중 농도는 최소 3030ng/mL 이상). 따라서 우유만으로는 비타민 D의 1일 최소섭취량을 충족하기란 불가능하다.

지금까지 우리는 '우유가 뼈를 튼튼하게 만들어준다'라는 말에 교육되어 왔다. 그 이유는 우유가 다른 식품에 비해 칼슘을 많이 함유하고 있기 때문이다. 그러나 2007년 미국에서 17만 명의 여성과 6만 8천 명의 남성을 대상으로 대퇴골 골절을 조사한 결과, 칼슘을 많이 섭취해도 대퇴골 골절에 아무런 치료 효과가 없다는 것이 밝혀졌다.

더욱이 예상과는 다르게 칼슘 보충제를 섭취하면 오히려 대퇴골의 골절 위험이 높아지는 것으로 나타났다. 그 후 2010년 추적조사에서 19만 5천 명의 여성과 7만 5천 명의 남성을 대상으로 조사한 결과, 우유를 많이 마셔도 대퇴골의 골절을 예방할 수 없다는 결론을 얻었다. 또한 우유를 마시지 않아도 골절 위험이 증가하지 않는 것으로 밝혀졌다. 결과적으로 우유가 뼈를 단단하게 만든다는 것은 유제품 업계가 만들어낸 하나의 광고 문구에 불과했던 것이다.

우유와 유제품에
대한 경종

우유에 대한 잘못된 정보는 이뿐만이 아니다. 미국 존스홉킨스 대학교 소아과장 프랭크 오스키 Frank Oski 의사는 이미 35년 전에 자신의 유명 저서 《오래 살고 싶다면 우유 절대로 마시지 마라》에서 다음과 같이 경고했다.

"우유를 섭취하면 유아나 초등학생들에게 철 결핍성 빈혈이 발생한다. 유당 불내증인 사람이 우유를 마시면 설사, 복부에 가스가 차는 복부 팽창, 복통이 나타난다는 것은 이미 잘 알려진 사실이며, 그 외 다양한 알레르기 및 심혈관 질환의 원인이 될 가능성도 높다. 우유는 송아지가 먹고 자라는, 오로지 송아지를 위한 음식이다."●

● 이상은 원서 《Don't Drink Your Milk》에서 발췌 번역.

이제 저자 오스키의 지적 사항을 확인해보자. 먼저, 유제품과 심장병의 관계다. 1993년 세계 40개국의 역학조사에 따르면 심장병 및 혈관질환에 의한 사망과 가장 관계가 깊었던 식품은 우유였다. 정확히는 우유에 함유된 칼슘 및 단백질, 지방 성분이 문제였다. 그 후 많은 연구 결과들이 유제품과 심장병, 혈관질환으로 인한 사망과의 관계를 지적했다.

우유 및 유제품이 다른 식품보다 칼슘 함유량이 높은 것은 분명한 사실이다. 그러나 2010년 뉴질랜드 오클랜드대학의 연구 결과, 칼슘보충제를 섭취하면 심근경색의 위험이 높아지고 그로 인한 돌연사가 증가한다는 사실이 확인되었다. 이처럼 칼슘이 심장병과 혈관질환에 악영향을 미치는 이유는 혈중 마그네슘 농도를 저하시키기 때문이다. 우리 몸에서 마그네슘은 혈중지질 개선, 부정맥 예방 효과, 만성염증 개선 및 심장보호 기능을 하는 중요한 미네랄이다.

심장병과 혈관질환의 지표는 칼슘과 마그네슘의 비율을 보면 알 수 있다. 우유 및 유제품의 칼슘과 마그네슘의 비율은 5 대 1이다. 우유는 칼슘 함량이 높아 체내의 마그네슘 농도를 떨어뜨리게 되고 이는 심장과 혈관에 악영향을 미친다.

이와는 대조적으로, 원시인 식사에서 제시하는 칼슘과 마그네슘의 적정 비율은 2 대 1이다. 이 비율만 보아도 원시인 식사를 실시할 경우, 심장과 혈관에도 좋은 영향을 미치리라는 것을 알 수 있다. 또한 우유 및 유제품은 GI가 낮아 혈당이 빨리 오르지 않지만, 흰 빵과 마찬가지로 많은 양의 인슐린 분비를 촉진한다.

2005년 24명의 8세 남자 아이를 대상으로 7일간 우유를 많이 마시는 그룹과 고기를 많이 먹는 그룹으로 나누어 인슐린 반응성을 조사하는 연구가 이루어졌다.

7일 후 우유를 많이 마신 그룹은 인슐린 분비가 저하되었을 뿐만 아니라 인슐린에 대한 반응성도 저하되었다. 즉, 인슐린이 분비되고 있지만 제대로 기능하지 못하는 상태인 것이다. 반면 고기를 많이 먹은 그룹은 인슐린 반응성이 정상적으로 유지되었다.

인슐린 저항성, 즉 인슐린에 대한 반응도가 떨어지게 되면 혈당치가 상승하게 되고, 이는 성인 당뇨병 및 대사증후군의 원인이 된다. 이 연구 결과로 볼 때 우유 및 유제품은 대사증후군의 원인이 될 수 있다.

파킨슨병은 뇌의 병변에 의해 운동계의 신경에 손상이 발생함으로써 운동 기능에 이상이 생기는 병이다. 세계 프로권투 헤비급 챔피언이었던 무하마드 알리와 미국의 영화배우 마이클 J 폭스가 이 병에 걸리면서 파킨슨병은 유명세를 탔다.

미국에 사는 13만 명의 성인을 대상으로 9년간 추적한 연구에서 유제품을 가장 많이 섭취하는 남성군은 가장 낮게 섭취하는 남성군에 비해 파킨슨병 발병률 위험이 80%나 높다는 결과가 나왔다. 또한 백내장도 우유 섭취와 깊은 관계가 있다고 전했다.

토끼, 쥐, 돼지, 기니피그를 이용한 동물실험에서도 우유를 많이 함유한 식사가 백내장을 일으킨다는 사실이 확인되었다. 우유에 함유된 당분인 유당은 장의 소화효소인 락타아제에 의해 자당, 포도당 및 갈락토

오스로 분해되는데, 이 갈락토오스가 조기 백내장 발병에 깊이 관여하기 때문이다.

    1998년부터 1999년까지 이루어진 일본의 후생노동성 조사에 의하면 달걀 다음으로 알레르기가 많은 식품은 유제품이라고 한다. 미국에서도 음식 알레르기를 일으키는 식품군 중 유제품이 차지하는 비율은 가장 높다고 알려져 있다.

    유제품 알레르기는 1~3세까지의 아동 2~3%에서 발생하는데 복통, 설사, 두드러기, 천식, 영아 산통*에 과민성 쇼크에 의한 사망까지 증상도 상태도 다양하다. 영아 산통이란 건강한 아기가 일주일에 3일 이상, 하루에 3시간 이상 계속해서 심하게 우는 현상을 말한다. 내 여동생도 한 번 울기 시작하면 몇 시간이나 그치지 않아 어머니가 무척 힘들어하셨다. 그 당시에는 영아 산통의 원인도 해결 방법도 몰랐기 때문에 어쩔 줄 몰라 하던 부모가 이성을 잃고, 아이를 학대하는 일도 있었다. 하지만 지금은 영아 산통의 원인이 우유의 유청이라는 것이 밝혀졌다. 심지어 우유를 마신 산모가 수유한 아이에게 영아 산통이 발생하기도 했다. 이 경우, 영아 산통을 일으킨 영유아에게 우유가 들어가지 않은 식사를 주면 90%가 치료된다.

● 영아 산통 : 생후 4개월 이내의 영아가 주로 저녁이나 새벽에 이유 없이 발작적으로 울고 보채는 증상. 전혀 달래지지 않고, 원인 없이 발작적인 울음과 보챔이 하루 3시간, 최소 1주 동안 3회 이상 발생할 때 영아 산통이라고 한다. 장중첩증, 감돈탈장, 장염, 복막염인 경우에도 아기에게 산통 증상이 나타나므로 전문의에게 감별진단을 받아야 한다.

챕터 2에서 설명했듯이 우유는 장누수를 일으키기도 한다. 우유의 단백질 중에는 장누수를 일으켜 동맥경화와 관절염 등을 유발하는 것이 있다. 이렇게 해서 장누수가 발생하면 우유의 단백질이 혈액으로 들어가 알레르기, 자기면역질환, 암 등 많은 질병이 발병하게 된다.

저탄수화물식으로는 식이섬유를 제대로 섭취할 수 없다

사실상 장누수를 일으키는 원인이 꼭 우유 때문은 아니다. 저탄수화물식은 섭취를 제한해야 할 일부 대상자를 제외하고 콩도 많이 섭취하도록 권장하므로, 콩에 함유된 렉틴 또한 장누수를 유발하는 위험 요소가 된다.

탄수화물은 당질과 식이섬유로 구성되는데, 저탄수화물식은 당질을 제한하기 위해 탄수화물 섭취를 줄인다. 따라서 식이섬유도 섭취하지 못하게 된다는 단점이 있다. 이 때문에 당질제한식을 하는 사람 중에는 변비로 고생하는 이가 적지 않다. 이는 분명 식이섬유의 섭취량이 부족하다는 증거이다. 식이섬유의 섭취량이 부족하면 장내세균총의 상태도 제대로 유지할 수 없게 된다. 즉 나쁜 균이 쉽게 번식하고, 장누수가 나타나기 쉬운 상태가 되는 것이다. 이미 설명했던 것처럼 장누수가 일어나면 만성염증이 나타나 수많은 만성질환에 시달리게 된다.

장누수 문제 외에도 장내세균총의 상태가 양호하지 못하면 건강에 큰 문제가 발생할 수 있다는 점은 앞에서도 설명하였다. 이와 같은 점만 보아도 저탄수화물식과 당질제한식은 매우 위험한 식사법이다.

원시인 식사는 식이섬유는 물론 낫토와 같은 발효 식품의 섭취를 권장한다. 이 점 또한 저탄수화물식과 구별되는 큰 차이점이다. 다시 말해서 저탄수화물식과 당질제한식은 그 이름에서 알 수 있듯이 탄수화물 즉 당질에만 주목하는 식사다. 반면 원시인 식사는 탄수화물에만 주목하는 것이 아니라 오랜 시간 유전자가 적응해온 수렵·채집 시대의 종합적인 식사로서, 영양적으로 균형을 이루고 있다. 다음은 채식주의 및 매크로비오틱과 채소를 중심으로 한 식사에 대해 알아보자.

채식주의자의
문제

일본에서 시작돼 장수 건강식이라 불리는 '매크로비오틱'은 상당히 많은 이들이 생활 속에 도입하고 있다. 마찬가지로 채식 역시 시도하는 사람이 늘어나고 있다. 얼핏 보면 매크로비오틱과 채식주의 식사법은 건강에 매우 좋을 것처럼 보인다.

2008년 미국의 채식 전문잡지 〈베지테리언 타임즈 Vegetarian Times〉는 미국인의 약 3.2%에 해당하는 730만 명이 채식주의자이며, 0.5%인 100만 명 정도는 비건 Vegan 이라고 밝혔다. 그리고 그중 절반 이상은 건강 증진을 위해 채식을 한다고 말했다. 하지만 이러한 식사법이 정말 건강에 좋은 것인지, 다음의 문제를 생각해보자.

260만 년 전 우리 인류의 조상인 호모사피엔스가 등장한 이래 인류는 지속적으로 육식을 기본으로 한 식사를 해왔다. 이는 사람과˚ 동물의 뼈에 대한 동위원소검사˚로도 입증된 사실이다. 반면 화석 조사, 고고학, 인류학, 생화학적인 면에서 살펴보았을 때 수렵·채집 시대의 조상과 현존하는 수렵·채집 민족이 오로지 식물성 식사만 했다는 명백한 증거는 없다.

무엇보다 2009년 옥스퍼드대학에서 20~89세까지 6만 4,234명(그중 3만 3,883명이 채식주의자)의 채식주의자와 육식을 하는 사람을 대상으로 조사한 결과, 심혈관질환 등을 포함한 모든 질병에서 사망률 차이가 없다는 결과가 나왔다.

그렇다면 채식주의자와 비건의 문제점은 무엇일까? 먼저 문제가 되는 것은 비타민 B_{12}의 결핍이다. 1948년에 발견된 비타민 B_{12}는 비타민 B군 중 가장 마지막 군이다. 동물성 식품에는 들어 있지만, 식물성 식품에는 들어 있지 않으며, 체내에서 합성할 수도 없기 때문에 동물성 식품을 통해서만 섭취가 가능하다.

2010년 옥스퍼드대학의 조사에서, 231명의 채식주의자(달걀과 유제품은 섭취)와 232명의 비건의 혈중 비타민 B_{12} 농도를 확인했는데 그 결과, 실제로 채식주의자의 24%, 비건의 73%가 비타민 B_{12} 결핍증이라는 사실이 증명되었다. 그들 중에는 비타민 B_{12} 보충제를 복용하는 사람이 많았기 때문에 더욱 놀라운 결과였다.

- 사람과(hominidae) : 대형 유인원과의 사람.
- 동위원소검사 : 방사성 동위원소를 이용해 전신의 뼈, 간, 갑상선, 신장, 뇌 등의 전이 또는 병변을 찾아내는 검사.

또한 채식주의자인 임신부에 대한 연구에서도 비타민 B_{12} 결핍증이 확인되었다. 임신부의 비타민 B_{12} 결핍은 자연 유산, 난산, 저체중아 출산, 기형아 출산, 자간전증 등의 심각한 문제를 일으킬 수 있으며 출산 시 큰 문제가 없어도 태어난 아이가 성장 장애, 발달 장애 등의 발육 이상 증상을 보일 확률이 높다고 한다. 비타민 B_{12}가 결핍되면 메티오닌˙이라는 아미노산 대사에 장애가 생겨서 호모시스테인˙이라는 아미노산이 축적되는데 이렇게 혈중 호모시스테인 농도가 증가하면 기형, 불임, 치매, 정신병, 뇌졸중, 심근경색, 뇌혈관 장애˙, 혈전증˙, 골다공증 및 사망률이 증가하는 것이다.

이미 전 세계의 채식주의자와 비건을 조사한 결과, 이들의 혈중 호모시스테인 농도가 높다는 사실이 밝혀졌다. 다시 말해, 위에 나열한 각종 질병에 걸릴 위험 또한 높다는 의미다.

- 메티오닌(methionine) : 황을 함유하고 있는 필수아미노산의 일종으로 당백질 내 함량이 적지만 동물의 성장에는 중요한 역할을 한다.
- 호모시스테인(homocysteine) : 심혈관계 질환을 일으키는 가장 강력한 원인이 되는 독성 물질이다. 호모시스테인은 우리 몸에 어느 정도 있게 마련이지만, 일정량 이상이 쌓이면 우리 몸의 혈관을 파괴하고 노후시킴으로써 혈전이나 혈액 응고를 불러온다. 동맥경화, 치매, 뇌졸중 등 심혈관계 질환을 일으키는 가장 강력한 원인이 되는 독성 물질이다. 또한 습관성 유산과 신경관 결손으로 인한 무뇌아 등 기형아 발생의 주요 원인으로도 알려져 있다.
- 뇌혈관 장애 : 혈관이 끊어져 생기는 뇌출혈이나 혈관이 막혀 생기는 뇌경색 등의 질병.
- 혈전증 : 혈관 내에서 혈액 덩어리가 생겨 혈액의 흐름을 막는 증상.

인도인의 심장병
발병률이 높은 이유

호모시스테인은 혈관 내부의 세포를 손상시킨다. 따라서 채식을 엄격하게 지속할 경우 비타민 B_{12} 보충제를 정기적으로 섭취하지 않으면, 혈관 내부의 세포가 손상되고 손상된 세포에서 만성염증이 발생하게 되어 결국 혈관이 폐쇄된다. 실제로 혈중 호모시스테인 농도가 5mL/L 상승할 때마다 심혈관질환의 위험성이 약 20% 증가하는 것으로 나타났다.

12억 인구의 나라 인도는 엄격하게 채식을 고집하는 국민이 많기로 유명하다. 인도는 인구의 무려 31%에 해당하는 3억 6천만 명이 종교 혹은 전통이라는 이유로 엄격한 채식, 즉 비건의 식습관을 갖고 있다.

그렇다면 이러한 식습관을 가진 인도의 심혈관질환 발병률은 어떠할까. 2009년에 발표된 연구 결과에 따르면 인도의 심혈관질환의 발병률은 세계 어느 나라보다 높았다. 심지어 다른 나라보다 더 이른 나이에 심혈관질환이 발병하는 것으로 밝혀졌다.

채식주의자는 혈중 비타민 B_{12}의 농도가 낮은데 이는 혈중 호모시스테인 농도가 높다는 것을 의미한다. 따라서 이와 같은 이유로 심혈관질환이 발병할 가능성이 높아진 것이다. 이뿐만 아니라 혈중 호모시스테인 농도가 높은 사람들에게는 알츠하이머형 치매, 우울증, 파킨슨병, 뇌졸중 등의 뇌신경계 이상 증세가 발생한다.

혈중 호모시스테인 농도와 관련이 있는 또 다른 요소에는 엽산이 있다. 신선한 생채소와 과일에 다량 함유된 수용성 비타민인 '엽산'은 아미노산과 핵산*의 합성에 꼭 필요한 요소로, 부족해지면 혈중 호모시스테인 농도가 상승한다. 그런데 흥미롭게도 똑같이 혈중 호모시스테인 농도가 높아도 엽산 결핍보다는 육류에만 들어 있는 비타민 B_{12} 결핍이 인지 기능 저하에 더 큰 영향을 미치는 것으로 나타났다.

비타민 B_{12} 결핍 상태에서 엽산을 과다 섭취하면 혈중 호모시스테인 농도가 상승한다. 채식주의자와 비건의 식습관이 문제가 되는 것은 엽산을 과다 섭취하는 동시에 비타민 B_{12}의 결핍을 초래하기 때문이다. 호모시스테인은 정상적인 뼈 생성을 억제하며, 뼈를 빠른 속도로 파괴해 골다공증을 일으킬 수 있다.

그 증거로 채식주의자 9,420명, 비건 1,126명을 조사한 연구에서 육

* 핵산 : 우리 몸을 구성하는 물질로 DNA와 RNA로 나뉘며 세포의 신진대사와 자가 치유능력 등의 생명활동을 유지시켜준다. 음식 및 식품으로 섭취할 수 있으며 정어리, 연어, 새우, 게, 대합, 대구, 다랑어, 동물의 간, 순무, 시금치, 양파, 표고버섯 등에 함유되어 있다.

식을 하는 사람에 비해 골절의 위험이 더 높다는 결과가 나왔다. 또한 뇌졸중 여성 환자에게 엽산과 비타민 B_{12}를 투여하면 호모시스테인 농도를 38% 정도 낮출 수 있으며, 투여하지 않은 환자보다 대퇴부 골절 확률이 낮다는 연구 결과도 있다.

원시인 식사는 육류, 채소, 과일이 중심이므로, 호모시스테인 농도가 상승하지 않는다. 따라서 비타민 B_{12}의 보충 및 심혈관질환, 치매, 골다공증 등을 걱정할 필요가 없다.

현대 사회의 불임 원인으로는 호모시스테인이 지목되는 경우가 많다. 미국 CIA의 〈더 월드 팩트북〉*이라는 자료에 따르면 2013년 기준 전 세계 불임률은 약 3~7%로 추정된다고 한다. 불임의 원인은 비타민 B_{12}와 엽산의 섭취 부족으로 혈중 호모시스테인 농도가 상승하게 되는데, 이로 인해 정자와 난자가 손상을 입어 나타난다.

실제로 2009년 이스라엘에서 임신이 불가능한 172명의 남성과 223명의 여성을 조사한 연구자료가 발표되었는데, 이에 따르면 남자의 36%, 여성의 23%가 비타민 B_{12} 결핍 상태였다. 오늘날 성호르몬에 영향을 미치는 각종 석유화학 제품이 불임의 원인으로 거론되고 있지만, 실상은 식습관의 영향이 더 크다는 사실을 알 수 있다.

* 더 월드 팩트북(The World Factbook) : CIA가 제공하는 국가별 기본 통계에 대한 사이트.

콩과 현미는
미네랄의 흡수를 방해한다

채식주의자와 비건의 식사에서는 통곡물과 두류를 빼놓을 수 없다. 하지만 안타깝게도 이 음식에는 미네랄 흡수를 저해하는 피트산이 함유되어 있다.

앞에서 설명했던 것처럼 피트산은 미네랄과 단단하게 결합돼 있기 때문에 위의 식품들을 섭취해도 미네랄만 따로 흡수할 수는 없다. 어떤 식품에 영양소가 매우 풍부하게 들어 있어도 우리 몸에서 흡수할 수 없는 형태라면 아무 의미가 없다는 뜻이다. 실제로 영양소의 흡수 정도를 나타내는 것을 '소화흡수율'이라고 하는데 통곡물, 콩과 식물의 미네랄 흡수율은 채소와 육류에 비해 현저히 낮다. 그렇다면 지금부터 채식주의자와 비건의 식사가 갖는 문제점인 미네랄 결핍에 대해 구체적으로 살펴보자.

우선, 채식주의자와 비건의 식사는 아연이 결핍을 일으켜 문제가 생길 수 있다. 아연은 우리 몸의 모든 세포의 건강유지와 질병의 저항력을 키우는 데 사용되는 필수미네랄이다. 아연이 결핍되면 면역력이 저하되고 상처 치유가 지연되며 당과 인슐린의 대사가 저해돼 체내의 산화 방지시스템이 손상을 입는다.

미국에서는 감기 예방과 증상 완화를 위해 아연이 함유된 약용시럽과 상처를 빨리 치유하는 데 도움이 되는 아연이 들어 있는 산화아연크림도 판매되고 있다. 실제로 코피가 멈추지 않을 경우 아연크림을 환부에 바르면 출혈이 멈춘다. 이러한 몇 가지 사례를 보아도 아연의 효능을 충분히 짐작할 수 있을 것이다.

이란을 비롯한 중동에서는 1일 섭취 열량의 50% 이상을 '쿠브즈'라고 부르는 통밀로 만든 납작하고 둥근 빵으로 섭취하는데 이 쿠브즈에는 피트산이 들어 있어 아연의 흡수를 방해한다. 그 결과, 아연 결핍증이 발생하고 이 지역 아동의 성장이 지연된다는 보고가 있다. 이로써 심각한 성장장애(왜소증), 사춘기 지연, 생식기능장애를 보인다는 것이다.

이 밖에 미네랄 결핍 중에서는 철분 결핍이 전 세계적으로 가장 많이 나타난다. 철분이 결핍되면 일상생활에서 전신에 권태감이 느껴진다. 반대로 철분이 충분히 공급되면 신체 활동성이 상승한다. 그 예로 다음의 두 가지 연구보고를 소개한다.

① 철분이 부족한 남녀 운동선수에게 철분보충제를 섭취하게 했더니 지

구력과 경기력이 향상되었다.
② 219명의 여성 병사에게 철분보충제를 지급하자 군사훈련에서 오래달리기 성적이 향상되었고 기분도 좋아졌다.

이상은 철분 공급으로 효과가 나타난 사례에 해당한다. 만약 임신부가 철분이 결핍되면 사산, 조산, 저체중아 출산의 위험이 높아진다. 무엇보다 태어날 아이의 두뇌 발달에 악영향을 미쳐서, 결과적으로 인지장애 및 정신기능에 지장을 초래한다. 따라서 철분은 두뇌 발달에 필수적인 미네랄이라 할 수 있다.

이뿐만 아니라 채식주의자와 비건의 식사에서 나타난 요오드 결핍증은 아이의 지적 발달에 악영향을 미친다. 요오드는 고기, 달걀, 어패류, 해초에 풍부하게 들어 있지만 그 외 식물성 식품에는 거의 없는 편이다.

2003년 슬로바키아에서 실시된 연구에서 15명의 비건과 30명의 채식주의자의 소변을 조사했는데, 그 결과 비건 중 85%, 채식주의자 중 25%에게서 요오드 결핍증이 나타났다.

이 밖에도 건강에 이상이 없는 6명을 대상으로 5일 동안 달걀과 유제품은 허용하는 채식주의 식사를 제공하자 요오드 농도가 저하되었다는 연구결과도 있다.

요오드가 결핍되면, 목 부위의 갑상선이 부어오르는 '갑상선종' 증상이 나타나는데 특히 임신 중 요오드가 결핍되면 아이에게 선천성 갑상선 기능부전에 의한 발육장애, 즉 지능장애와 왜소증이 발생한다. 또한 어린 시절에 요오드 부족이 일어날 경우 IQ가 13.5% 떨어지게 된다.

채식은 면역력을
떨어뜨려
병을 만든다

　　　　채식주의자와 비건의 식사에서 부족한 비타민이 비타민 B_{12}뿐인 것은 아니다. 비타민 B_6, 비타민 D 등 우리에게 반드시 필요한 필수 비타민이 결핍된다. 이어서 각 비타민의 기능에 대해 살펴보자.

　비타민 B_6는 신경전달 물질과 적혈구의 생성, 면역력 향상 등 중요한 기능을 하며, 부족할 경우 빈혈, 말초신경장애(저림, 마비), 피부·점막 이상, 우울증, 췌장암 등이 발생한다. 흥미롭게도 비타민 B_6는 비타민 B_{12}와 마찬가지로 호모시스테인 대사에도 관여하며, 결핍 시에는 심혈관질환의 위험이 높아지게 된다.

　비타민 B_6는 동물성 식품에는 단백질에 결합된 형태로, 식물성 식품에는 당과 결합된 형태로 존재한다. 식물에는 당과 알코올 물질의 결합체인 '글루코사이드'라는 배당체가 풍부하게 들어 있는데, 비타민

B_6(피리독신)는 글루코사이드와 결합한 '피리독신 글루코사이드pyridoxine glucoside'라는 배당체로 존재한다. 이 글루코사이드 배당체가 비타민 B_6의 흡수를 방해하기 때문에 실제 흡수율은 20~25%에 불과하다. 반면 육류에 함유된 비타민 B_6는 100% 흡수된다.

2006년 독일에서 비건 93명을 대상으로 조사한 결과, 절반 이상인 58%가 비타민 B_6 결핍 증상을 보였다. 또한 미국에서 9명의 여성에게 식물성 비타민 B_6의 함유량이 높은 음식과 낮은 음식을 섭취했을 때에 따른 비교 실험을 한 결과 식물성 비타민 B_6의 함유량이 높은 음식을 섭취한 여성은 단 18일 만에 혈중 비타민 B_6의 농도가 저하되었다. 배당체인 피리독신 글루코사이드가 비타민 B_6의 흡수를 방해했기 때문이다. 이를 통해 비타민 B_6를 체내에 흡수시키려면 반드시 육식을 해야 한다는 것을 알 수 있다.

특히 통곡물의 과잉섭취는 우리 몸에서 비타민 D 대사에 부정적인 영향을 미친다. 2011년 영국에서 2,107명의 백인 남성과 백인 여성을 대상으로 비타민 D의 혈중 농도를 조사하였다. 그들 중 1,388명은 육식, 210명은 어식(魚食), 420명은 채식주의자, 89명은 비건이었는데, 비타민 D의 혈중 농도는 육식을 한 대상자가 가장 높았고, 비건과 채식주의자가 가장 낮았다. 비타민 D는 뼈의 대사뿐만 아니라 만성염증을 억제하고 면역력을 강화하는 강력한 호르몬 작용을 하므로 꼭 섭취해야 하는 영양소다.

지방이라고
다 버려서는 안 된다

여기서 잠시 지방에 대해 다시 한번 살펴보자. 우리가 섭취하는 지방은 탄소의 이중결합 유무에 따라 포화지방산과 불포화지방산으로 분류된다.

대표적인 포화지방산에는 코코넛유·팜유·모유 등에 함유된 '라우르산', 쇠고기·달걀·우유·닭고기·어패류 등에 함유된 '팔미트산', 육류·달걀·초콜릿에 함유된 '스테아르산'이 있다.

그리고 대표적인 불포화지방산에는 올리브유, 아보카도, 견과류, 가축육 등에 함유된 '올레인산'이 있다. 불포화지방산 중 오메가3지방산과 오메가6지방산은 체내에서 합성되지 않아 음식을 통해 섭취해야 하므로 '필수지방산'이라고도 한다.

오메가3지방산에는 아마인유·대마유 등에 함유된 '알파 리놀렌산', 어패류·초원에서 자란 가축육·달걀에 함유된 EPA, DHA가 있으며, 오메가6지방산에는 홍화유·해바라기유 등의 식물성기름에 함유된 '리놀레산'이 있다. 이 중 특히 중요한 필수지방산은 오메가3지방산으로 정어리, 참치, 고등어에 함유된 EPA와 방어·고등어에 함유된 DHA다. 이들이 특히 중요한 이유는 과연 무엇일까?

EPA는 강력한 항염증 작용과 혈액이 엉기지 않게 해주는 항혈전 작용을 하며, DHA는 인지기능을 유지하는 작용과 태아의 뇌 성장에 도움을 준다. 또한 나쁜 콜레스테롤을 줄이고 좋은 콜레스테롤을 늘려 혈액을 건강하게 유지하는 작용을 한다.

EPA와 DHA는 인슐린 저항성에 대한 개선 효과도 있다. 챕터 1에서도 강조했듯이 오메가3지방산과 오메가6지방산의 균형은 건강한 식사의 지표인데, 원시인 식사는 이들의 비율이 약 1 대 1~2로 건강식에 적합하다. 실제로 많은 역학조사에서 오메가3지방산을 섭취하면 심혈관장애 사망률이 감소한다는 결과가 나왔다.

또한 오메가6지방산을 줄이고 오메가3지방산을 높인 지중해식 식사를 실시한 임상시험 결과 심혈관질환의 발병률과 사망률이 70% 감소한 사실을 확인했다.

하지만 현대의 식사는 오메가3지방산과 오메가6지방산의 섭취 비율이 1대 10이다. 현대의 식생활에서는 식물성기름을 많이 사용하기 때문에 오메가6지방산이 증가할 수밖에 없다. 이는 채식주의자와 비건도 마찬가지인데 이들은 특히 중요한 오메가3지방산을 아마인유, 대마유 등의 알파리놀렌산으로 섭취한다. 하지만 인간의 몸은 식물에서 섭취한 알파리놀렌산을 체내에서 EPA, DHA로 변환하지 못한다. 이를 주관하는 효소가 제대로 기능하지 않아서인데, 이는 우리의 식사가 육식 중심으로 전환됨에 따라 유전자에 변화가 일어났기 때문이다. 따라서 채식주의자와 비건의 식사법으로는 EPA, DHA 등의 오메가3지방산의 결핍 증상이 일어날 수밖에 없다. 실제로 이들을 조사한 결과 EPA, DHA의 혈중 농도가 저하되었다는 사실이 확인되었다.

이렇듯 현대 식사는 물론, 채식주의자와 비건의 식사에서도 오메가3지방산과 오메가6지방산이 균형을 이루지 못하고 오메가6지방산을 과다 섭취하기 쉽다. 특히 채식주의자와 비건은 EPA, DHA 등의 오메가3지방산 보충제가 꼭 필요하다.

비건과 일반 현대식을 섭취하는 사람을 조사한 미국의 연구에서, 비건의 타우린 결핍증이 증명되었다. 지금까지의 설명에서 확인했듯이 채식주의와 비건의 식사법만으로는 우리의 몸을 유지하는 중요한 영양소가 결핍돼 건강에 심각한 위험을 초래할 수 있는 것이다.

현미는 미네랄의
흡수를 막는다

현미채식과 매크로비오틱도 앞서 언급한 채식주의자나 비건과 비슷한 문제를 안고 있다. 얼핏 이러한 식사요법은 건강에 좋아 보이지만 자세히 들여다보면 위험 요소가 포함되어 있다.

여기서는 현미채식의 문제점이 무엇인지 생각해보자. 문자상의 의미로 현미는 색이 누르스름한 쌀이라는 뜻으로, 겉겨만 벗겨 낸 볍씨 그 자체라고 볼 수 있다. 현미의 낱알은 가장 바깥쪽은 '쌀겨', 그 안쪽은 백미라고 부르는 '배젖' 그리고 배젖 안쪽에 '배아'가 있는 구조다. 조, 피, 수수 등 잡곡의 구조도 이와 같다.

현미가 장누수를 일으킨다는 사실은 이미 앞 장에서 설명했다. 그런데 현미의 문제는 장누수만이 아니다. 현미와 잡곡을 비롯한 식물의 씨앗은 껍질 부분에 항영양소를 가지고 있는데 앞서 거듭 언급했던 피트산이 그것이다.

식품 내 피트산 함유량은 콩과 견과류가 제일 높고 그다음으로 현미, 옥수수, 통밀의 순서로 이어진다. 그중 현미를 분석한 결과 껍질에 3.37%, 백미에 0.89%, 배아에 3.48%의 피트산이 들어 있는 것으로 나타났다. 이 피트산은 아연, 철, 마그네슘, 칼슘 등의 미네랄이나 비타민에 강력하게 결합되어 있다.

하지만 인체에는 불행하게도 피트산 분해 효소가 없다. 더욱이 피트산이 장 속으로 들어가면 미네랄이 피트산과 결합하면서 흡수가 잘 되지 않는 피트산염이 된다. 이 피트산이 증가할수록 결합되는 미네랄이 늘어난다. 따라서 현미, 통곡물 등 쌀겨나 밀기울 성분이 남아 있는 식품을 섭취하면 섭취할수록 피트산에게 미네랄을 더 많이 빼앗기게 되는 것이다. 또한 피트산은 비타민 B_3(나이아신)의 흡수도 저해한다. 이러한 피트산의 작용 때문에, 정제하지 않은 곡물을 주식으로 하는 개발도상국에 영양장애가 발생하는 것이다.

식품별 피트산 함유율

식품(건조 시)	비율(%)	식품(건조 시)	비율(%)
브라질너트	1.97~6.34	콩 단백질	1.24~2.17
아몬드	1.35~3.22	옥수수	0.75~2.22
두부	1.46~2.90	통밀	0.43~1.05
오트밀	0.89~2.40	현미	0.84~0.99
강낭콩	2.38~2.38	백미	0.14~0.60

한편 피트산은 중금속과 결합해 킬레이트 화합물을 형성해 다량의 영양소를 수송할 수 있어서 토양 개량에 이용될 정도로 결합력이 강하다. 이와 같은 특징 탓에 피트산이 사람의 장 속으로 들어가면 필수미네랄을 흡착함으로써 흡수를 방해하는 작용을 하는 것이다. 이 피트산을 제거하려면, 발효 · 침수 · 발아 등의 방법을 이용해야 한다. 그중 가장 효과적인 것이 발효 방법으로, 56~96%의 피트산을 제거할 수 있다. 가열 처리 후 10℃의 물에 담가두면 42~59%의 피트산이 제거되며, 열처리하지 않고 25℃의 물에 24시간 담가두면 20% 정도 제거된다.

현미채식, 매크로비오틱 그리고 채식주의는 자연을 사랑하는 마음으로 실천하는 식사법으로, 건강에도 좋을 것이라는 이미지를 갖고 있다. 하지만 이런 식사법을 철저하게 지킬수록 도리어 건강에 꼭 필요한 영양소를 섭취하지 못하는 문제점만 커지게 된다. 따라서 채식을 위주로 하는 식사법들이 원시인 식사보다 인류의 유전자에 적합하다고 할 수 없는 것이다.

Chapter
4.

오늘부터 시작하자!
원시인 식사

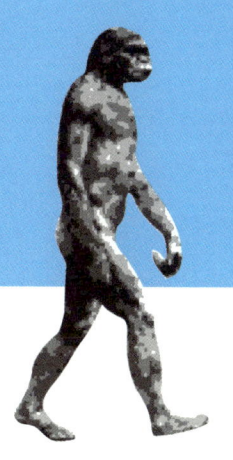

원시인 식사,
우선 이것만은
지키자

원시인 식사를 시작하려면 무엇부터 우선시해야 할까? 시작 방법은 아주 간단하다. 원시인 식사는 식사의 열량이나 당질 등을 알기 위해 귀찮은 계산 따위를 할 필요가 없다. 기본 법칙은 딱 두 가지다.

① 살코기, 닭고기, 어패류, 채소, 과일을 포함해 발효식 위주의 식사를 한다.
② 위의 식사 방법을 80% 정도 지킨다.

위의 기본 사항을 지키면 누구든 적정 체중이 될 수 있다. 활동량이 절대적으로 부족한 현대인들은 과체중인 경우가 많아 체중감소 효과를 보는 사람 또한 많다. 더불어 고혈압, 당뇨병, 암, 자기면역질환 등의 만성질환이 순식간에 개선되고 건강한 사람도 내부에서부터 활력이 솟는 것을 느낄 수 있다.

원시인 식사는 신체의 유전자가 쉽게 적응하므로 궁극적으로는 노화 방지 식사법이기도 하다. 따라서 자연스럽게 건강해지면서 젊음을 더 오래 유지할 수 있다. 지금부터 원시인 식사의 기본 방법에 대해 자세히 알아보자.

고기는
지방을 잘라내고
먹는다

원시인 식사에서 권하는 육류는 살코기, 즉 지방이 적은 고기다. 이때 살코기에는 닭고기와 어패류도 포함된다. 오늘날, 곡물로 사육된 가축의 지방은 염증을 촉진하는 오메가6지방산을 다량 함유하고 있기 때문에 가급적 잘라내고 사용해야 한다.

초원이 아닌 사육장에서 자란 가축의 고기에는 소위 마블링이라는 대리석 무늬의 지방이 육질 사이에 들어가 있다. 우리는 이러한 고기를 맛이 좋고 등급이 높다며 좋아하지만, 사실 이러한 육질을 지닌 가축은 인간으로 치면 당뇨병이나 대사증후군 말기에 접어든 것이다. 그 탓에 죽을 때가 되면 당뇨병성 백내장˙으로 눈도 보이지 않고, 말초신경에 장애가 생겨서 대부분 서 있기도 어려운 상태가 된다.

• 당뇨병성 백내장 : 눈의 렌즈에 해당하는 수정체가 하얗게 탁해지는 병.

게다가 최근에는 가축의 사료인 옥수수, 콩 등을 유전자 변형작물*로 교체하고 있어서 이 곡물을 키울 때 사용한 농약, 제초제, 항생제, 성장 호르몬 등의 독성 물질이 가축의 지방에 쌓이게 된다.

이는 닭고기도 마찬가지다. 구워 먹는 작은 닭인 브로일러의 경우, 대부분의 지방에 독성 물질이 농축되어 있어 염증을 촉진한다. 따라서 구매할 때, 껍질이나 지방은 가능한 한 제거해야 한다. 베이컨, 핫도그, 살라미, 소시지 등의 가공육은 80%가 지방이므로 양질의 단백질이라 할 수 없다. 가공육의 보존료에는 질산염과 곡물, 액상과당*이 들어 있으며, 염분도 다량 함유되어 있다. 또한 건강에 악영향을 미칠 위험이 있는 첨가물도 사용된다. 거듭 말하지만, 가공육은 가능한 한 섭취하지 않는 것이 좋다.

어패류는 될 수 있으면 자연산을 먹는 것이 좋다. 양식 생선은 사육장에서 키운 가축과 똑같은 문제를 갖고 있다. 또한 대형 생선일수록 해양 오염의 영향을 많이 받는다. 대형생선의 체내에는 수은 및 각종 석유 제품에서 나온 독성화학 물질이 잔뜩 농축되어 있다.
따라서 어패류를 섭취하려면 크기가 작은 생선, 오메가3지방산인 EPA·DHA가 풍부하게 들어 있는 고등어, 청어와 같은 등 푸른 생선이

* 유전자 변형작물(GMO, Genetically Modified Organism) : 병충해. 생산량. 수확기간 등을 조절하기 위해 임의로 유전자를 조작한 뒤 재배하는 작물.
* 액상과당 : 옥수수 등에서 추출하는 고농도 과당. 대량 생산되어 특히 청량음료에 많이 사용된다. 설탕보다 보존기간이 길고 혼합하기 쉬우며, 생산비도 적게 든다.

좋으며, 연어 또한 추천한다. 단, 통조림이나 소금 절임, 훈제 등의 조리를 거친 생선은 먹지 않도록 한다.

달걀은 지방이 많이 들어 있기는 하지만 오메가3지방산이 풍부한 권장 식품에 속하므로 섭취하는 것이 좋다. 이때 유전자조작이나 농약으로 오염되지 않은 먹이를 먹고, 방목한 닭이 낳은 달걀을 고르도록 하자. 흔히 달걀에 함유된 포화지방산은 콜레스테롤 수치를 높인다고 알려져 있지만, 이미 언급했듯이 심혈관질환을 일으키지는 않으므로 안심해도 된다. 단, 날달걀을 먹을 때는 노른자만 섭취하는 것이 좋다. 날달걀의 흰자위에 들어 있는 '아비딘avidin'이라는 단백질은 피트산과 마찬가지로 항영양소이므로, 비타민 B군에 속하는 수용성비타민 '비오틴biotin'과 결합해 장의 흡수를 저해한다. 따라서 날달걀을 많이 먹으면 비오틴 결핍증이 생기고 손과 발바닥에 무균성 농포가 많이 발생하는 장척농포증(掌蹠膿疱症)이 나타난다.

채소와 과일은
유기농 제품으로 고른다

채소와 과일은 당연히 신선한 것을 골라야 한다. 가능하면 비료나 농약을 사용하지 않고 자연재배 혹은 자연농법으로 재배한 것이 가장 좋다. 그리고 제철 식품을 먹는 것이 중요하다.

이와 같은 이유로 채소와 과일은 깨끗한 것보다, 오히려 깨끗하지 않은 유기농 제품을 선택하는 것이 좋다. 그중 토마토를 고를 때는 특히 주의할 점이 있다. 서양 속담에 '토마토가 빨갛게 익어갈수록 의사 얼굴은 파랗게 변한다'는 말이 있는데, 이 말처럼 빨갛게 잘 익은 토마토는 건강에 매우 좋다. 따라서 토마토는 최대한 빨갛게 잘 익은 것을 골라야 한다.

사실 건강한 영양소로 알려져 있는 토마토의 렉틴은 상당한 독성이 있는 물질이며, 덜 익은 녹색 토마토와 방울토마토, 토마토케첩에는 장누수를 일으키는 '알파 토마틴 α-tomatine'이 풍부하게 들어 있다. 따라서 이러한 형태의 토마토는 가능한 한 섭취하지 않도록 주의하자.

또한 당질이 많은 채소와 과일은 피해야 한다. 그 대표적인 예로는 채소에는 감자, 과일에는 포도와 바나나, 망고가 있다. 이러한 채소와 과일은 운동 후 조금만 섭취하도록 한다.

통조림 등 가공한 채소와 과일도 피해야 한다. 과일은 과일말랭이로 먹으면 당분이 5배 정도로 농축된다. 따라서 운동 후가 아니라면 가급적 먹지 않는 것이 좋다.

발효 식품을
이용하자

발효 식품인 된장, 낫토 등을 자주 먹으면 장내 미생물이 활성화되어 장누수증후군을 막을 수 있다. 이렇게 장내세균총의 상태가 좋으면 심신의 상태도 크게 개선된다. 다만 된장이라도 일본의 흰색 된장처럼 발효되지 않은 것이나 소금기가 많은 것은 피해야 한다.

간장은 원재료인 대두, 밀, 소금의 품질과 제조법이 좋은 것이라면 조미료로 사용할 수 있다. 다만 염분이 많으므로, 사용할 때 양 조절을 잘 해야 한다.

된장, 간장, 낫토는 원료가 되는 쌀, 보리, 콩 등의 품질이 매우 중요하다. 가능하다면 무비료, 무농약으로 재배한 것이 좋고, 유전자 조작을 하지 않은 것을 선택한다. 우메보시와 절임 식품은 염분이 너무 많으므로, 자주 먹지 않는 것이 좋다.

시판 요구르트는 발효 식품이긴 하지만 추천하지 않는다. 우유를 가열·살균하고 유용미생물을 멸균해 만든 것이기 때문이다. 여기에 액상과당, 인공 감미료, 인공 착색료 등의 첨가물도 꽤 많은 양 들어간다. 특히 성기 칸디다증●에 걸린 경우에는 효모균(이스트)이 들어 있는 발효 음식인 빵, 도넛, 머핀, 맥주, 와인, 절임 식품, 식초는 피해야 한다.

다이어트와 건강을 위해, 또는 생활 습관병을 예방하기 위해 원시인 식사를 시작하는 경우에는(13쪽 레벨 1과 레벨 2 참조) 식사법을 완벽하게 지키기 어려우니 80% 정도만 실천하면 된다.

1주일 동안의 식사 횟수는 최대 21식(7일×3식)이다. 개인차는 있겠지만, 80%에 해당하는 17회의 식사만 기본 식사 내용을 따르면 된다. 나머지 20%에 해당하는 4식은 기본에서 벗어나 자신이 좋아하는 것을 먹도록 한다.

절대 금기 식품을 정하고 엄격하게 지키는 것은 그 자체로 굉장한 스트레스이다. 예를 들어, 평일 5일 동안 정말 좋아하는 과자를 참았다면, 그에 대한 포상으로 주말에는 맛있는 과자를 먹는 것이 이 식사법을 오랫동안 유지할 수 있는 방법이다. 그러나 질병을 치료하려는 목적으로 원시인 식사를 시작하는 경우라면(13쪽 레벨 3 참조) 곡물과 이 책의 마지막 부분에 있는 '절대 금기 식품' 만은 피해야 한다. 이를 잘 지키면 낫기 어려운 각종 만성질환을 앓고 있어도 큰 효과를 얻을 수 있다.

● 성기 칸디다증(genital candidiasis) : 칸디다라는 곰팡이가 성기에 감염되어 생기는 감염증.

백미는 하루에
한 그릇만
먹는다

곡물, 두류, 유제품 등은 앞에서 말한 대로 인체에 악영향을 미친다. 그러나 백미는 하루에 한 공기 정도는 먹어도 된다. 백미는 GI가 높지만 육류·어패류·채소·과일과 함께 먹으면 혈당치와 인슐린 분비에 미치는 영향을 완화할 수 있다. 식이섬유가 백미의 당분 흡수를 지연시키는 효과가 있기 때문이다.

단, 현미는 앞서 설명했듯이, 피트산 등의 항영양소를 함유하고 있어 장누수를 일으킬 위험이 있다. 또 밀가루에도 장누수를 일으키는 렉틴, 글루텐이 함유되어 있다. 그렇기 때문에 현미나 밀가루와 비교했을 때 백미는 상대적으로 건강에 해가 적은 식품이라 할 수 있다.

원시인 식사는 수렵·채집 시대의 식사를 기본으로 하면서, 현대의 음식 중 섭취가 가능한 것을 권장한다. 독자 여러분 중에는 이 책의 마지막

부분(226~227쪽 참조)에 있는 '원시인 식사의 대표적인 식품 목록'에 해당되지 않은 식품을 먹어도 되는지 망설이는 사람도 있을 것이다. 그럴 경우에는 1만 년 전 인류는 어떤 음식을 먹었을지 상상해보자. 1만 년 전에 인류가 먹은 것이 '권장 식품'에 해당한다. 이 사실을 기억해두면 식품 선택에 대한 고민은 사라질 것이다.

조리 시간과 방법에 따라 음식은 독이 될 수도 있다

원시인 식사는 조리법도 아주 중요하다. 식재료를 고온에서 가열 조리하면 유해 물질로 변할 수 있기 때문이다. 고온에서 가열 조리해 발생하는 유해 물질 중 현재 확인된 것으로는 '최종당화산물AGEs, Advanced Glycation Endproducts'이 있다. 예를 들어 탄수화물, 특히 녹말을 많이 함유한 식물을 120℃ 이상의 온도에서 가열하면 발암 물질이자 신경독인 '아크릴아미드acrylamide'라는 물질이 생긴다. 이 아크릴아미드가 최종당화산물의 일종이다.

또 전분질과 같은 탄수화물을 다량 함유한 감자에는 아미노산의 일종인 아스파라긴산이 풍부한데 이를 튀기거나, 직화 또는 오븐에서 구우면 탄수화물인 포도당과 아스파라긴산이 반응해 아크릴아미드가 발생한다. 반면, 삶거나 전자레인지로 가열하면 100~110℃ 이상으로 올라가는 일이 거의 없기 때문에 아크릴아미드가 많이 발생하지 않는다.

　원시인 식사에서는 감자류를 금기 식품으로 취급하므로 큰 문제가 되지 않지만, 감자는 어떤 가열 조리방법을 선택하든 조리시간이 길어질수록, 아크릴아미드가 많이 발생한다.

　전분질이 많은 식품은 아크릴아미드를 대량 생성하지만, 단백질이 풍부한 식품은 가열해도 아크릴아미드가 비교적 소량 발생하며 그대로 먹거나 삶으면 거의 발생하지 않는다. 이런 경우를 보더라도 조리법은 꼭 연구할 필요가 있다.

원시인 식사
조리 방법

최근 연구 결과, 예상하지 못한 물질이 혈중 AGE를 높이는 것으로 밝혀졌다. 바로 액상과당의 주성분인 과당인 프룩토오스fructose가 그것이다. 참고로 설탕을 분해하면 과당과 포도당인 글루코오스glucose로 나뉘므로 주의해야 한다.

프룩토오스 자체에는 AGE가 거의 들어 있지 않지만 혈액으로 들어가면 포도당의 10배나 되는 AGE를 발생시킨다. 대부분의 가공식품에는 액상과당이나 설탕이 들어 있으므로, 가공식품을 섭취하면 과당이 축적된다.

2010년 칠레대학의 연구에 따르면, 신생아의 혈중 AGE는 어머니와 같은 수준이라고 한다. 이로 미루어 볼 때 임신부가 가공식품을 자주 섭취하면 혈액을 통해 태아에게 AGE가 전달된다는 사실을 알 수 있다. 혈중 AGE가 높은 신생아는 나중에 소아 당뇨병이 발병하거나 만성염증질환에 걸리기 쉬운 만큼 각별한 주의가 필요하다.

그런데 오늘날 유아용 분유에는 설탕이 다량 함유되어 있으며, 액상과당 또한 많은 양 들어 있다. 뿐만 아니라 고온에서 가공해 AGE가 많이 함유되어 있다. 이러한 상황이므로 아기의 건강 면에서 모유의 중요성은 날이 갈수록 높아지고 있다.

원시인 식사는 AGE 함유량이 낮은 채소, 과일, 달걀 등을 많이 섭취하는 반면, AGE 함유량이 높은 유제품과 가공식품의 섭취는 지양하므로 그로 인한 악영향도 최소화할 수 있다.

다시 한 번 말하지만 음식에 들어 있는 AGE는 가열하면 많은 양이 생성되며 농도 10%의 포도당은 80℃의 온도에서 5배, 130℃의 온도에서 25배로 AGE가 증가한다. AGE의 함유량이 적은 식품을 선택하는 것도 중요하지만 그보다는 직화구이하거나, 튀기는 등 음식을 고온에서 조리하는 것이 더 위험하다. AGE를 줄이는 이상적인 조리법은 다음과 같다.

· 삶는다.
· 찐다.
· 저온에서 천천히 굽는다.

생선회 등 날 음식이라면 AGE를 신경 쓰지 않아도 되지만 이 경우 박테리아 등에 감염될 위험이 있다. 항균작용이 강한 고추냉이, 차조기 등과 함께 먹으면 박테리아를 어느 정도 사멸시킬 수 있으니 참고하자. 또한 레몬 등 비타민C가 풍부한 과일과 채소는 AGE의 산화 촉진 작용을 차단하므로 조리 후 고기와 생선 등에 레몬즙을 뿌리면 효과를 기대할 수 있다.

원시인 식사
조리용 기름

음식을 조리할 때는 종종 기름을 사용하는데, 그렇다면 어떤 기름이 우리 몸에 좋을까? 조리용 기름은 그대로 섭취하는 오메가3지방산과는 다르다. 혼란을 막기 위해 자세히 알아보자.

현대의 식사에 오메가6지방산 섭취량이 높은 주된 이유는 조리에 사용하는 식물성기름 때문이다. 요리에 사용하는 기름은 열의 산화작용에 안정적이어야 한다. 즉 산화가 잘되지 않는 성분의 기름을 써야 한다는 뜻이다. 산화가 잘 되지 않는 기름의 순서는 포화지방산, 짧은사슬불포화지방산, 긴사슬불포화지방산 순이다.

먼저 포화지방산인 코코넛유는 가열·조리하기 가장 좋은 기름이다. 더욱이 장의 유용미생물에 유익하고, 항염증작용을 하는 라우린산이 풍부하게 들어 있다.

다음으로 짧은사슬불포화지방산을 풍부하게 함유한 기름은 올리브유, 아보카도유, 마카다미아유다. 이 중에서 가장 편리하게 구입할 수 있는 요리용 기름은 올리브유이다.

마지막으로 가장 쉽게 산화되는 것은 긴사슬불포화지방이다. 마지막으로 가장 쉽게 산화되는 것은 긴사슬 불포화지방이다. 이 중 오메가3지방산에 속하는 것은 아마인유와 호두유이며, 오메가6지방산에 속하는 것은 옥수수기름, 낙화생기름, 대두유, 땅콩기름, 참기름 등 대부분의 식물성 기름이다. 이 기름들은 가열조리에는 적합하지 않다. 따라서 오메가3지방산에 속하는 아마인유와 호두유는 신선한 채소 드레싱용으로 사용하는 것이 좋다.

원시인 식사
양념 만들기

다음으로 양념 만들기 원칙에 대해 살펴보자.

- 소금의 사용은 최소한으로 한다. 육류 요리는 시오코지˙를 활용하자. 조리하기 전 고기에 미리 시오코지를 발라두는 것이 좋다.
- 간장과 된장도 염분이 강한 것은 피해야 한다. 된장은 원칙적으로 숙성 기간이 긴 것이 좋다.
- 미림은 '미림맛 조미료'가 아니라 진짜 미림인 혼미린˙을 사용한다.
- 조리 시에도 설탕은 최소한으로 사용한다. 요리에 식혜를 사용할 경우 설탕이 들어 있지 않은 것을 사용한다.

- 시오코지(塩麹) : 소금누룩. 만들 때는 누룩 3, 천일염 1의 비율로 섞은 다음 죽처럼 묽게 물을 붓는다. 2주 정도 실온에 두고 매일 저어준 후 냉장고에 넣고 사용하면 된다.
- 혼미린(本味桃) : 조미료로 쓰는 달콤한 술의 일종으로 소주에다 찐 찹쌀과 쌀누룩을 더해서 만든다.

- 샐러드 요리에는 마요네즈나 판매용 드레싱은 사용하지 말고, 올리브유, 아마인유, 호두유를 레몬즙과 함께 활용한다.
- 그 외에 양념으로는 각종 허브, 후추, 파, 생강, 마늘 등을 많이 활용한다.

원시인 식사
1주일 메뉴

마지막으로 내가 평소에 먹는 메뉴를 소개한다. 이는 1주일 동안 실제로 먹은 메뉴를 작성한 것이다. 이 메뉴를 보면 알 수 있듯이, 어렵지 않게 구할 수 있는 식재료를 기본으로 하고 있다. 이 식단을 토대로 원시인 식사에서 추천하는 식품을 응용해 자신만의 식단을 만들어도 좋다.

원시인 식사는 절대 어려운 것이 아니다. 우선 부담 없이 시작하는 것이 중요하다. 일단 시작하면 유전자에 적합한 식사가 무엇인지를 알게 되며, 식사 시간에 그 전과는 다른 즐거움을 느낄 수 있다. 그 순간부터 원시인 식사의 다양한 효과를 실감하게 된다. 힘들지 않게 먹는 즐거움을 느끼면서 실천하기를 바란다.

나의 원시인 식사법 1주일 메뉴

월요일	아침	더우미아오* 달걀볶음, 쌀밥 반 공기, 사과
	점심	채소볶음
	저녁	로스트비프, 바지락과 우엉조림, 쌀밥 반 공기
화요일	아침	닭가슴살과 브로콜리 참깨 초무침, 쌀밥 반 공기, 키위
	점심	양배추와 돼지고기 달걀볶음
	저녁	돼지고기와 무조림, 뱅어포와 피망 볶음, 쌀밥 반 공기
수요일	아침	아보카도 샐러드, 쌀밥 반 공기, 자몽
	점심	참치 샐러드
	저녁	꽁치와 산초 흑초조림, 강낭콩볶음, 쌀밥 반 공기
목요일	아침	버섯 오믈렛, 쌀밥 반 공기, 바나나
	점심	연어와 채소 웜샐러드(warm salad)
	저녁	닭다리와 아보카도 레몬소스, 순무 생강맛 수프, 쌀밥 반 공기
금요일	아침	스파이시 오믈렛, 쌀밥 반 공기, 오렌지
	점심	치킨 허브조림
	저녁	방어 데리야키, 닭가슴살과 쑥갓 참깨 매화무침, 쌀밥 반 공기
토요일	아침	쇠고기 뭇국, 쌀밥 반 공기, 블루베리
	점심	닭완자 수프
	저녁	코코넛 카레, 쌀밥 반 공기, 잣 검은깨 호두단팥죽(디저트)
일요일	아침	더우미아오와 팽이버섯 견과류 무침, 쌀밥 반 공기, 딸기
	점심	스위트 포테이토 허쉬*, 허브차
	저녁	연어 된장버터구이, 호박 가다랑어조림, 쌀밥 반 공기

- 더우미아오(豆苗) : 어린 완두콩의 맨 위에 나온 잎과 줄기, 덩굴손. 어린 더우미아오는 신선한 단맛을 지니고 있다. 더 자라면 향미가 더 강하며 어린 시금치, 물냉이, 완두콩의 맛이 살짝 난다.
- 스위트 포테이토 허쉬(sweet potato hash) : 깍둑 썬 고구마와 다진 양파를 올리브유에 볶은 것.

Chapter
5.

살이 빠지면서 건강해지는
원시인 식사

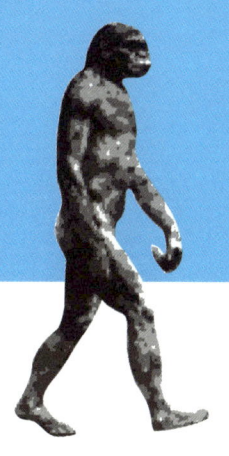

원시인 식사는
제3의 열량 소비 방법을
활용한다

마지막 장에서는 원시인 식사의 건강효과 중 무엇이 중요한지 살펴보고, 이 방법이 큰 효과를 거둔 이유가 무엇인지 생각해본다.

먼저 살펴볼 점은 원시인 식사의 다이어트 효과다. 원시인 식사는 열량을 제한하지 않는다. 원하는 만큼 먹는데 신기하게도 자연스럽게 체중이 줄어든다. 어떻게 이와 같은 효과가 나타나는 것일까?

일반적으로 열량을 소비하는 방법에는 두 가지가 있다. 바로 기초대사량과 운동이다. 기초대사량은 우리가 아무 활동을 하지 않아도 소비되는 에너지다. 가만히 누워 있어도 심장이 뛰고, 호흡과 소화 등의 생리적 현상이 이루어지는 것은 에너지가 소비되기 때문이다. 이러한 기초대사 이상으로 열량을 소비하려면 운동으로 대사를 촉진시켜야 한다.

다이어트의 기본은 현재보다 먹는 양을 줄이는 것이다. 만약 섭취 열량을 줄일 수 없다면 운동을 해야 한다. 하지만 원시인 식사의 경우, 배가 부를 때까지 먹어도 되고, 운동도 필요 없다. 원시인 식사법을 할 때 운동요법은 포함되어 있지 않다는 의미다. 물론 치료의 목적으로 운동을 권하는 환자도 있다.

그렇다면 어떻게 해서 살이 빠지는 것일까. 그 이유는 제3의 열량 소비 방법 때문이다. 가장 지속적이고 효과적인 방법인 '서미트 이펙트 summit effect'가 바로 그것이다.

우리가 음식을 섭취하면 음식에서 영양분이 섭취되고 소화·대사된다. 이 소화·대사 과정에서 소비되는 열량을 서미트 이펙트라고 한다. 일반적으로 섭취 열량의 10% 정도가 서미트 이펙트로 소비된다.

서미트 이펙트는 영양소의 종류에 따라 소비되는 에너지가 다르다. 탄수화물과 지질, 단백질의 3대 영양소 중에서 탄수화물과 지질은 거의 같고, 단백질이 가장 높다. 단백질의 서미트 이펙트는 탄수화물과 지질의 약 2~3배 정도 된다고 한다. 같은 열량의 식사를 비교하면, 고단백 식사는 탄수화물 식사보다 24시간에 12%나 더 많은 열량을 소비한다는 보고도 있다.

한편, 가공식품의 서미트 이펙트는 매우 낮다. 자연식품의 50%밖에 되지 않는다. 즉, 가공식품을 섭취하면 섭취할수록 소모되는 열량도 줄어드는 것이다. 그 결과, 시간이 갈수록 체중 감소는 더 어려워진다.

원시인 식사는 기본적으로 고단백 식사이며, 가공식품을 섭취하지 않는다. 따라서 다른 식사보다 서미트 이펙트로 소비하는 열량이 높은 편이다. 이러한 면에서 다이어트에 가장 적합한 식사라고 할 수 있다.

원시인 식사를 계속하면, 식사량을 줄이지 않고 소비 열량을 자연스럽게 높여갈 수 있다. 1년간 지속하면 10~13kg의 감량 효과가 확실하게 나타난다. 이렇듯 체중이 자연스럽게 천천히 내려가므로 급격하게 살을 뺀 다이어트 이후 나타나는 요요현상을 걱정할 필요가 없다.

공복감 없이
다이어트가 가능하다

원시인 식사가 다이어트에 효과적인 이유는 이뿐만이 아니다. 우선, 원시인 식사는 고단백 식사이므로 탄수화물과 지질에 비해 만복감이 훨씬 크다. 스웨덴 카롤린스카대학 KI, Karolinska Institutet 의 연구에서는, 20명의 건강한 여성을 대상으로 고단백 식사와 채식주의 식사 중 하나를 점심 식사로 먹는 실험을 했다. 그 결과 고단백 식사는 채식 위주의 식사보다 식사 사이의 공복감이 적었을 뿐만 아니라, 식사할 때마다 섭취 열량이 12%나 줄어들었다. 이와 같이 단백질이 우리 몸에 주는 만복감은 1일 섭취 열량을 감소시킬 정도의 힘이 있는 것이다.

많은 사람들이 다이어트를 시작하고 나서 공복감 때문에 힘들어한다. 특히 엄격한 열량제한 다이어트를 할 경우, 식사 직후에도 식욕이 충족되지 않아 공복감을 느끼기도 한다. 그러나 고단백 식사는 고지방, 고탄수화물 식사보다 더 효과적으로 공복감을 억제하는 것으로 밝혀졌다. 또한, 통계학적 차이는 아니지만 같은 단백질이라도 쇠고기보다 생선이 더 큰 포만감을 주는 음식이라고 한다.

고단백 식사가 다이어트에 효과적인 두 번째 이유는 고단백 식사를 통해 인슐린 감수성이 개선되는 것에 있다. 고탄수화물 식사는 인슐린 저항성을 높인다. 그래서 인슐린이 분비되더라도 그 효과가 나빠져, 혈당치가 내려가지 않고 높은 상태로 유지되는 것이다. 그러면 간이 혈당을 낮추기 위해 당을 지방으로 변환해 축적하기 시작한다. 또한 인슐린의 효능이 나빠짐에 따라 췌장은 인슐린을 더 많이 생산하게 된다. 이렇게 불필요하게 생성된 인슐린에 의해 혈당치가 급격하게 내려가면, 식욕중추가 자극을 받아 과식하게 된다. 이렇게 한번 인슐린 감수성이 약해지면, 살이 찌게 되어 습관적으로 과식하게 되며 이것으로 인해 또 다시 비만과 과식을 부르는 악순환이 반복되는 것이다. 반면 고단백 식사는 인슐린 감수성을 강화하는 효과가 있어서 이러한 악순환의 고리를 끊을 수 있다.

셋째, 장누수증후군 문제가 해결되면서 다이어트 효과가 나타난다. 장누수가 발생하면 살이 찌기 쉬운 체질이 된다. 만성염증으로 인슐린 감수성이 떨어지기 때문인데 이렇게 되면 무엇을 먹든 살이 찐다. 요컨대 장에 구멍이 뚫려 있는 동안에는 아무리 다이어트에 목숨을 걸어도 효과를 볼 수 없다는 뜻이다. 원시인 식사는 장누수를 막을 수 있는 최적의 식사법이기 때문에 이와 같은 의미에서도 다이어트 효과를 기대할 수 있다.

문명인보다 건강한 수렵·채집 민족

다음은 원시인 식사의 생활 습관병에 대한 효과를 살펴보자. 첫째, 현존하는 수렵·채집 민족과 현대 문명인의 건강 상태를 비교해보면, 수렵·채집 민족은 현대인보다 혈압이 낮다. 아프리카의 코이산 인종, 브라질의 야노마미Yanomami, 싱구Xingu, 파푸아뉴기니의 키타바Kitava 등 현존하는 수렵·채집 민족은 도시에서 생활하는 이들보다 혈압이 훨씬 낮다.

브라질의 수렵·채집 민족인 야노마미 인디언은 자연스럽게 섭취하는 것 외에는 소금을 먹지 않는다. 그들의 건강 상태를 조사한 결과, 최고혈압이 100mmHg, 최저혈압이 60mmHg 정도였다(기준치는 최고 90~139mmHg, 최저 89mmHg). 게다가 그들의 혈압은 현대인처럼 나이가 들수록 높아지지 않는다. 현대 의학에서는 나이가 들면 동맥이 굳어, 혈압도 상승한다고 주장하지만 이는 사실이 아니었다. 현존하는 수렵·채집 민족의 실태를 보면 식사 내용에 따라 나이가 들어도 동맥경화를 일으키지 않고, 혈압도 상승하지 않는다는 것을 알 수 있다.

또한 파푸아뉴기니의 수렵·채집 민족 키타바와 건강한 스웨덴인의 인슐린 혈중 농도를 비교했더니, 키타바 사람들의 인슐린 혈중 농도는 더 낮고 감수성은 더 높은 것으로 나타났다. 이것은 수렵·채집 민족이 스웨덴 사람보다 당 대사활동 측면에서 더 건강하다는 사실을 나타낸다. 이뿐만 아니라 당뇨병을 비롯한 대사증후군, 심혈관질환, 암, 여드름 등의 만성질환의 발병률도 현대인보다 훨씬 낮은 것으로 밝혀졌다. 이러한 점들도 분명히 수렵·채집형 식사의 효과라고 볼 수 있다. 최근에는 수렵·채집 민족뿐만 아니라 현대 문명인이 실시할 수 있는 원시인 식사도 그 효과가 확인되고 있다.

2007년 스웨덴의 린드버그 Lindberg, M.D 의사팀은 원시인 식사와 건강에 좋다는 지중해식 식사• 그리고 건강 효과를 비교하는 연구를 진행하였다. 이 연구의 참가자는 총 29명으로, 그중 허혈성 심질환•과 성인 당뇨병이 있는 14명의 참가자에게는 원시인 식사를, 나머지 15명에게는 지중해식 식사를 먹게 하고 12주 후 혈액 검사했다. 그 결과 양쪽 모두 혈

● 지중해식 식사 : 통곡물, 저지방 유제품, 채소, 과일, 생선, 마가린을 주로 먹는 식사.
● 허혈성 심질환 : 일부 심장근육에 혈액 공급이 부족해져 생기는 질환. 협심증, 심근경색증이 있다.

당치와 내당능 장애*가 개선되었는데 효과 면에서는 원시인 식사팀이 더 우수했다. 참가자의 허리 사이즈도 원시인 식사팀은 평균 5.6cm, 지중해식 식사팀은 평균 2.9cm 감소해서 다이어트에서도 원시인 식사가 더 효과가 있는 것으로 나타났다.

이 연구에 의하면, 원시인 식사는 식욕이 충족되면 음식에 대한 욕구를 사라지게 만드는 중추인 만복중추를 자극해서 식욕억제 역할을 하는 렙틴leptin이라는 호르몬 농도를 조절한다. 따라서 같은 열량일 경우 지중해식 식사에 비해 포만감이 크게 느껴지는 것이다. 이는 곧 원시인 식사를 하면 과식하지 않게 된다는 의미이다.

2009년 캘리포니아대학에서는, 비만은 아니지만 만성 운동부족 상태인 9명을 대상으로 원시인 식사를 실시했다. 처음 3일간은 현대식을, 다음 7일간은 서서히 칼륨과 식이섬유의 양을 늘려 마지막 10일간은 원시인 식사를 먹도록 했다. 그 결과 놀랍게도 모든 참가자가 혈압강하, 동맥기능 개선, 혈당강하, 내당능 장애 개선, LDL 및 중성지방 강하를 통한 혈중지질 개선 등을 경험했다. 짧은 시간 동안 이루어진 연구임에도 이 정도 효과를 본 것이다.

마찬가지로 2009년, 앞에서 언급한 스웨덴의 린드버그 의사팀은 성인 당뇨병 환자 13명을 대상으로 임상시험을 실시했다. 참가자는 원시인 식사를 3개월 동안 진행한 후, 당뇨병 식사를 3개월간 하고 건강 상태를 확인하였다.

• 내당능 장애 : 혈당조절 장애로 정상과 당뇨병의 중간 단계.

여기서 당뇨병 식사는 지방과 동물성 단백질의 섭취량을 줄이고, 통곡물과 저지방 유제품·채소·과일을 중심으로 한 식사를 말하며, 원시인 식사는 당뇨병 식사보다 육류·달걀·채소·과일의 섭취량이 많고, 곡물·유제품·고구마·콩·구이 요리가 적은 식사를 말한다. 그 결과, 원시인 식사는 당뇨병 식사보다 체중감량, 허리둘레 감소, 혈압강하, 혈중 지질 개선, 혈당강하에 더 효과가 있는 것으로 확인되었다.

이처럼 수많은 임상시험 결과에서도 원시인 식사의 우수한 다이어트 효과를 추측할 수 있다. 나는 무엇보다 원시인 식사가 당뇨병이나 고혈압과 같은 생활 습관병을 개선하는 효과가 있다는 점을 강조하고 싶다. 그렇다면 원시인 식사가 이처럼 우수한 효과를 낼 수 있는 이유에 대해 알아보자.

당뇨병에 탁월한 효과를 발휘하는 원시인 식사

원시인 식사와 당뇨병의 관계에 대해 지금까지 언급한 것을 정리하면 다음과 같다.

① 원시인 식사에서 권장하는 GI 및 GL이 낮은 음식을 섭취하면 식후 혈당이 급격하게 상승하는 것이 억제된다.
② 고단백 식사로 인슐린 감수성 상승(인슐린의 효과가 좋아진다)
③ 비만을 해소해 인슐린 저항성 개선
④ 장누수를 해소함으로써 나쁜 사이토카인*을 억제해 만성염증 및 인슐린 저항성을 개선한다.

- 사이토카인(cytokine) : 세포에서 분비돼 세포 사이의 신호 전달, 세포의 행동 조절, 면역반응 조절 등에 관여하는 생물활성인자의 총칭이다. 나쁜 사이토카인은 인슐린 저항성을 높이고 몸속 염증을 만든다.

⑤ 최종당화산물의 축적 방지

　위의 5가지가 원시인 식사로 확인된 당뇨병에 대한 개선 효과다. 이 부분에 대해 자세히 알아보자.

① : 식전과 식후에 혈당이 큰 폭으로 오르내리면 혈관이나 췌장 등에 많은 손상을 입게 된다. 이로 인해 인슐린 감수성의 저하 및 인슐린 저항성 강화를 초래하고, 결국 췌장이 지친 나머지 성인 당뇨병을 유발하게 되는 것이다. 원시인 식사는 탄수화물 위주의 식사에 비해 섭취하는 당질의 양을 줄일 수 있다. 게다가 원시인 식사의 권장식품 중에는 GI와 GL이 모두 낮은 식품이 많아서 식후 혈당이 급격하게 상승하는 것을 예방할 수 있어 혈관과 췌장의 부담을 줄여준다.

②~④ : 비만과 만성염증에 의해서도 인슐린 저항성이 발생한다. 원시인 식사로 비만을 해소하고 장누수가 개선되면, 이에 따라 만성염증과 인슐린 저항성이 개선된다.

⑤ : 최종당화산물은 단백질이 당화(糖化)되어 생기는 물질로 AGE가 축적되면, 당뇨병도 악화된다. AGE에 관해서는 2011년, 뉴욕의 마운트 시나이 Mount Sinai 병원에서 실시한 임상연구가 있다. 성인 당뇨병 환자 18명과 정상인 18명을 대상으로 4개월 동안 AGE를 낮춘 식사와 일반 식사를 무작위로 배분한 실험이었다. 실험 결과 AGE를 감소시킨 식사는 당뇨병 환자의 인슐린 혈중 농도를 35% 감소시켰으며 이에 따라 인슐린 저항성도 개선되었다.

같은 식품이라도 조리법에 따라 AGE의 함유량이 다르다. 식품에 고열을 가해서 굽거나 튀기는 요리는 AGE를 만들어내지만, 날것 또는 찌거나 삶은 요리는 AGE를 생산하지 않는다. 이 임상 연구에서 사용한 AGE를 감소시킨 식사라는 것도, 찌거나 삶는 조리법을 이용해 AGE의 양을 측정한 후 임상시험에 사용한 것이다.

원시인 식사는 굽거나 튀기는 조리법보다 날것으로 먹거나 찌거나 또는 삶는 조리법을 권한다. 이와 관련해 요리 방법을 연구하는 것도 당뇨병 개선에 도움이 된다.

원시인 식사를 하게 되면 이렇게 ①~⑤까지가 복합적으로 작용함으로써 당뇨병 개선 효과가 나타나게 되는 것이다.

고혈당 상태가 지속되면, 혈관도 손상을 입어 고인슐린혈증이 발생하고, 이상지질혈증, 고혈압, 고요산혈증 등 일련의 대사증후군이 나타난다. 대사증후군은 이미 챕터 2에서 말한 대로, 장누수에 기인한 만성염증과 밀접한 관련이 있다. 원시인 식사로 비만과 장누수가 개선되고, 만성염증이 사라져 혈당이 내려가면 놀랄 만큼 많은 효과가 나타난다. 고혈압과 고지혈증이 개선되며 만성염증으로 생긴 동맥경화와 심근경색의 예방도 기대할 수 있다.

원시인 식사는
암을 예방한다

다음은 원시인 식사와 암의 상관관계에 대한 내용이다. 이미 많은 연구에서 수렵·채집 민족에게 암이 매우 드문 질병이라는 사실이 확인되었다. 그런데 1910년 아프리카 시에라리온Sierra Leone의 크레올족 Creole에게서 암 증상이 확대되고 있다는 보고가 있었다. 그전까지 아프리카에는 암 증상을 보이는 사람이 거의 없었으므로 서구화된 영양에 문제가 있는 것은 아니냐는 의문이 제기되었다. 의사이며 신학자, 노벨평화상 수상자인 알베르트 슈바이처 박사는 긴 아프리카 활동을 다음과 같이 회고했다.

"1913년 아프리카 가봉Gabon에 도착한 후 나는 암 증상을 보이는 환자가 없다는 사실을 확인하고 무척 놀랐다. 전혀 없다고는 할 수 없지만 극히 드물었다. 나는 이것을 유럽인과 아프리카 원주민이 먹는 음식의 차이 때문이라고 생각했다. 그리고 지난 몇 년 동안 이곳에도 암 증상을 보이는 환자가 나타났다. 이는 원주민들이 우리 백인과 비슷한 생활을 하게 되었다는 사실을 말해 준다."

아프리카의 정반대 지역 알래스카의 사뮤엘 허튼 의사팀도 같은 내용의 보고서를 발표했다. 1902년부터 1913년까지 캐나다 북동부 래브라도Labrador 반도에 사는 에스키모의 치료를 맡고 있었던 의사 허튼은 그곳에서 경험한 놀라운 사실에 대해 다음과 같이 말했다.

"나는 유럽인과 접촉이 없는 에스키모를 10년 동안 진료했다. 그런데 에스키모에게는 유럽인에게 나타나는 암, 천식, 맹장염 등의 질병이 거의 눈에 띄지 않았다. 관심을 갖고 찾아봐도 찾을 수 없었다. 그중에서도 특히 암 증상을 보이는 환자는 한 명도 없었다."

에스키모의 생활권에서는 식물이 자라지 못하는 환경이기 때문에 육식에 편중된 식사를 할 수밖에 없다. 이처럼 신선한 채소와 과일을 섭취하지 않는데도 암이 발병하지 않은 것이다.

그런데 이러한 에스키모의 생활 속에도 서양의 가공식품이 스며들기 시작했다. 1950년부터 1980년까지 에스키모를 조사한 결과 암 발병이 눈에 띄게 늘어나기 시작했다. 특히 폐암, 자궁경부암, 대장암이 많았으며 1966년까지는 볼 수 없었던 유방암도 두 번 발견되었다.

그런데 이러한 암 등의 '문명병'은 수렵·채집 시대보다 더욱 진보된 문명을 이루었던 고대 이집트에는 없었던 병이다. 2010년에는 맨체스터 대학의 KNH 생의학적 이집트학 연구소 지머맨Michael R. Zimmerman 교수 팀은 고대 이집트·그리스와 이전 시대의 유물과 문헌을 조사하고, 이집트 미라에 대한 암의 조직학적 진단을 최초로 시행하였다. 이미 종양 조직의 특징은 미라가 되어도 보존된다는 사실이 연구로 증명된 바 있었다. 게다가 고대 이집트에서는 수술로 암을 제거할 수 있을 만큼 의술이 발달하지 않았기 때문에 미라를 조사하면 암이 있었는지 여부를 판별할 수 있었다.

보고서에 따르면, 수백 구의 이집트 미라를 조사한 결과 암이 발견된 것은 프톨레마이오스 왕조 시대(기원전 400~200년)에 다클라 오아시스Dakhla Oasis에 살았던 일반인의 직장암 단 한 구뿐이었다. 카이로 박물관과 유럽의 박물관에 안치된 미라에서도 방사선학적 조사가 실시되었지만, 역시 암의 흔적은 발견되지 않았다. 이러한 조사 결과를 미루어 볼 때 암 등의 만성질환은 문명병이 분명하며, 식생활에 의해 발병한다는 결론 역시 내릴 수 있다.

그렇다면 원시인 식사와 암과의 관계에 대해 알아보자. 지금까지 암은 생활하면서 접하게 되는 발암 물질이 직접적으로 발암 유전자나 암억제 유전자에 변이를 일으켜 발병하는 것으로 알려져 왔다. 그런데 최근에는 암을 만성염증의 관점에서 새롭게 검토하는 시각이 고개를 들고 있다.

챕터 2에서도 언급한 바와 같이, 암 조직에서 염증이 발생한다는 사실은 예전부터 알려져 있었다. 다만 이후 역학 연구가 계속되면서 1980~1990년대에 항염증약을 사용하는 사람의 발암률이 낮다는 보고가 속속 들어오자, 암과 만성염증의 관련성이 크게 주목을 받기 시작했다.

암이 유전병이며, 발암 유전자나 암억제 유전자가 변이를 일으켜 발병한다는 것은 분명한 사실이다. 이러한 암의 발생에는 이니시에이션 initiation과 프로모션 promotion의 2단계가 있다.

유전자 변이로 암이 발병하는 과정을 이니시에이션이라고 하는데, 이때는 유전자 변이가 일어날 뿐 암은 발병하지 않은 상태이며, 여기에 만성염증이 개입하면서 암이 발병하는 것이다.

암세포가 생겨 암이 발병하기까지는 암세포가 대량으로 증식하게 되는데, 암의 증식 과정을 프로모션이라고 한다. 이 프로모션에도 만성염증이 개입되는 것이 확인되었다. 만성염증과 암 발병의 관계는 현대의 최첨단 의학을 통해 밝혀지고 있다. 이런 점에서 볼 때, 비만과 장누수를 개선하고 만성염증을 억제하는 원시인 식사를 실시하면 암 예방 효과까지도 기대할 수 있다.

뛰어난
안티에이징 효과

　　원시인 식사는 인간의 유전자가 2백 수십만 년간 적응해온 식사이므로, 안티에이징(항노화) 효과가 높을 것이라는 추측을 할 수 있다.

　　여기서 최종당화산물AGE에 대해 다시 한 번 알아보자. 이 AGE는 다른 이름으로 노화 물질이라고 하며, 실제로 이 물질이 몸에 쌓이면 노화를 일으킨다고 한다. AGE는 특정한 한 가지 물질이 아니라, 당과 당백질이 만나는 경우 어디서든 만들어질 수 있어 일설에 따르면 100종류가 넘는다고 한다. 조리법에 따라 그 식품에 함유된 AGE의 양이 다르다는 이야기를 했는데, 여기서는 또 다른 예를 들어보자.

　　우리의 피부는 나이가 들면 탄력을 잃고 주름이 늘면서 칙칙하게 변해간다. 이는 피부의 콜라겐(단백질)에 당화가 일어나 AGE가 축적하면서 발생하는 현상이다.

당뇨병이 진행되고 혈당이 상승하면 혈중 AGE와 활성산소가 몸 안에 축적된다. AGE와 활성산소는 피부노화를 촉진하는 작용을 하며, 특히 활성산소는 만성염증을 일으키는 원인이 된다. 즉, AGE는 '강력한 산화 촉진제'라고 할 수 있다.

피부의 예에서도 보았듯이, 몸의 여러 부분에 AGE가 축적되면 장기와 세포가 손상돼 노화를 일으킨다. 혈관벽에 AGE가 축적되면 동맥경화가 발생하게 되며, 또한 AGE가 세포 내 단백질에 붙어서 정상적인 구조와 기능에 변이를 일으키기도 한다. 이렇게 정상적인 단백질 구조가 변하면, 우리의 면역계에서 이를 '이물질'로 간주해 '공격(자기면역반응)'을 받게 되는 것이다.

지금까지 많은 연구에서 체내 조직에 AGE가 축적되면 대사증후군, 성인 당뇨병, 고혈압, 심혈관질환, 뇌졸중, 신부전, 알츠하이머질환, 파킨슨질환, 알레르기질환, 자기면역질환, 암, 백내장, 망막색소변성증*, 위장장애 등 다수의 만성질환을 일으킨다는 사실이 증명되었다. AGE가 노화 자체를 촉진한다는 점 또한 주목할 만하다. 쥐를 이용한 실험 결과, AGE가 적은 먹이로 기르면 수명이 연장되었다.

물론, 노화 현상이 AGE 하나만 이유가 되어 나타나는 것은 아니다. AGE와 활성산소의 기능은 서로 밀접하게 관련되어 있으며, 이 책의 큰 주제 중 하나인 만성염증도 노화를 촉진하는 요인으로 알려져 있다. 또한 노화한 실험용 쥐에서는, 염증을 촉진하는 정보전달 물질인 '염증성 사이토카인'이 증가한 사실이 확인되었다. 100세 이상 장수한 사람들의

• 망막색소변성증 : 긴 시간에 걸쳐 망막의 특정세포가 퇴행 변성해서 실명에 이르는 질병.

유전자를 분석한 연구에서도 체내에 염증억제유전자를 가진 사람이 많다는 사실이 확인되었다.

어쨌든 원시인 식사는 혈당을 낮추는 식사이므로, 고혈당이 지속되는 것을 예방하고 혈액 자체의 당화를 억제한다. 임상연구에서도 AGE가 적은 식사는 혈당치를 개선하고 염증을 억제하는 효과가 있다는 결과가 나왔다. 장누수를 해소하고 만성염증을 억제하는 효과 역시 앞에서 이미 언급하였다. 이렇게 다양한 면에서 원시인 식사는 노화방지 효과를 기대할 만하다.

탄수화물을 적게 먹어야 치매가 예방된다

원시인 식사에는 치매예방 효과도 있다. 2012년 미국 메이오 클리닉Mayo Clinic 연구에서 전분이 많은 탄수화물과 당을 다량 섭취하면 인지기능에 매우 나쁜 영향을 미친다는 사실을 확인했다. 이 연구는 평균 연령 79.5세의 937명에게 식사 내용을 바꾸게 한 다음 15개월마다 (평균 3.7년까지) 인지기능을 조사하는 형태로 진행되었다. 그리고 그 결과는 다음과 같다.

· 탄수화물을 가장 많이 섭취한 그룹은 가장 적게 섭취한 그룹에 비해 경도인지장애가 2배 높게 나타났다.
· 당분을 가장 많이 섭취한 그룹은 가장 적게 섭취한 그룹에 비해 경도인지장애가 1.5배 높게 나타났다.

- 가장 많은 지방을 섭취한 그룹에서는 경도인지장애가 42% 감소했다.
- 가장 많은 단백질을 섭취한 그룹에서는 경도인지장애가 21% 감소했다.
- 단백질과 지방의 섭취량이 같은 경우, 탄수화물을 가장 많이 섭취한 그룹은 가장 적게 섭취한 그룹에 비해 경도인지장애 증상이 3.6배나 높게 나타났다.

이처럼 노년기에 당류와 탄수화물을 많이 섭취하고 단백질과 지방을 적게 섭취하면 치매 위험이 높아지는 것으로 나타났다. 반면 식사 내용이 정반대인 원시인 식사는 치매를 예방하는 효과가 있다는 것이 확인되었다.

알츠하이머질환도 만성염증의 관점에서 파악하려는 시도가 진행되고 있다. 알츠하이머의 원인에 대해서는 여러 설이 있고 아직 명확하게 알려진 바는 없으나, 아밀로이드 단백질이 뇌 조직에 축적되고 이 단백질로 인해 뇌신경 조직이 사멸되고 위축되는 것으로 나타났다.

알츠하이머질환도 뇌에 만성염증이 발생하고, 이 염증으로 인해 신경조직이 사멸하는 것이다. 따라서 만성염증 억제 효과가 있는 원시인 식사는 알츠하이머질환의 예방 및 개선에 기여할 수 있을 것으로 기대된다.

원시인 식사의
질병 사례와 체험 보고서

마지막으로, 원시인 식사를 지속한 결과 증상이 크게 개선된 사례를 소개한다.

첫 번째는 24세의 여성으로 10대 때 전신성 홍반성 낭창이 발병했다. 환자가 병원에 처음 왔을 때는 피부염증이 상당히 진행되어 있었다. 스테로이드제를 사용하고 있었지만, 전신의 피부가 짓무른 상태였다. 그런데 처방에 따라 원시인 식사를 3개월간 지속하자 염증반응이 줄어들면서 피부 상태도 상당히 좋아지고 기능이 떨어졌던 신장도 회복되었다. 지금은 원시인 식사를 지속하면서 스테로이드제를 조금씩 줄여나가고 있다. 스테로이드제를 갑자기 끊으면, 리바운드 현상*이 일어나므로 양을 조금씩 줄이고 있다. 어쨌든 상태가 매우 안정되었다. 전신성 홍반성 낭창은 교원병의 대표적 질병에 속하는 것으로 발열, 전신 권태감, 뺨의 붉은 반점 등의 증상이 나타난다. 원시인 식사는 장누수를 해소하고 만성염증을 억제한다. 따라서 이러한 자기면역질환에 큰 도움이 될 것이다.

두 번째는 72세의 여성으로 고혈압이 있어 혈압강하제를 복용하고 있었다. 약을 복용하면 최고혈압이 140mmHg, 최저혈압이 90mmHg 정도(정상 혈압은 최대 90~139mmHg, 최저 89mmHg)였다.

원시인 식사를 시작한 후 2개월 만에 최고혈압이 125mmHg까지 내려갔다. 최저혈압은 원시인 식사 전과 같은 90mmHg이었다. 현재는 혈압강하제를 반으로 줄였다. 다시 원시인 식사를 1개월간 지속하자, 최고혈압이 120mmHg, 최저혈압이 88mmHg으로 측정되었다. 더 이상 혈압이 상승하지 않게 되자 약물복용을 중단했다. 약을 중단한 후에도 최고혈압이 125~135mmHg, 최저혈압이 88~90mmHg으로 안정적이다. 혈압강하제는 칼슘길항제[*]의 일종으로, 복용 중에는 부작용인 안면홍조 때문에 고생했지만 약의 복용을 중단함으로써 부작용이 해소되었다.

원시인 식사의 고혈압 효과에 대해서는 다양한 측면에서 논할 수 있는데 우선 식후 혈당이 급상승하는 것을 막아주고, 혈관의 손상을 줄여서 동맥경화의 촉진을 방지한다. 또한 만성염증도 개선되므로 이들의 상승작용으로 고혈압이 개선된다고 할 수 있다.

- 리바운드 현상 : 약제를 급격하게 줄이거나 사용을 중지하면 약물로 조절되던 질환이 반동적으로 약을 사용하기 전보다 악화되는 현상.
- 칼슘길항제 : 심장 근육의 수축력을 높이는 칼슘의 기능을 억제해 혈관을 확장시키고 혈압을 낮추는 약물.

세 번째는 38세의 여성으로 성인 당뇨병을 앓고 있어 당뇨병 치료제를 복용하고 있었다. 복용하던 치료제는 가장 약한 것이어서 당의 흡수를 지연하는 작용을 할 뿐이었다. 약을 복용했을 때 식전 혈당치는 110mg/dL 정도(정상 혈당치는 109mg/dL 이하)였다. 그러나 시간이 지나도 혈당치가 개선되지 않았고 약을 늘려야 한다는 어느 의사의 진단에 이 여성 환자는 고민하다가 나를 찾아오게 되었다.

원시인 식사를 시작하고 3개월 만에 혈당이 20mg/dL 떨어져서, 90mg/dL까지 내려갔다. 덕분에 당뇨병 치료제를 끊을 수 있었다. 앞에서 이미 상세하게 설명했던 것처럼, 원시인 식사는 당뇨병에 큰 효과를 기대할 수 있다.

네 번째 24세의 여성은 쇼그렌증후군으로 인한 구내염 때문에 괴로워했다. 그때까지 구내염 치료에는 스테로이드제를 사용했는데, 일단 치료를 해도 일시적으로 증상이 완화될 뿐 금세 재발해서 소용이 없었다. 그러나 원시인 식사를 시작하고 3개월이 지나자 구내염이 재발하지 않았다. 쇼그렌증후군은 자기면역질환의 일종으로 안구 건조, 구강 건조 등 다양한 증상이 나타난다. 이러한 자기면역질환도 장누수를 해소하고 만성염증을 개선하는 원시인 식사를 시작할 경우 큰 효과를 볼 수 있다.

다섯 번째는 75세 여성으로 뇌혈관장애로 인한 치매를 앓고 있었다. 치매의 평가척도가 되는 하세가와 치매척도 Hasegawa's dementia scale로는 정상일 경우 합산점수가 30점이며, 점수가 낮을수록 치매 증상이 있다고 보는데, 20점 이하면 '치매 의심'으로 판정된다. 하세가와 치매척도에서 이 환자는 17점이었다.

원시인 식사를 시작한지 3개월 만에 24점까지 올라서 '치매 의심' 단계를 벗어날 수 있었다. 이전에는 우울증 증세도 있어서 말이 없고 안색도 좋지 않았지만 현재는 안색이 좋아지고, 우울증 증세도 해소되어 밝은 표정으로 자신의 얘기를 할 수 있게 되었다. 이러한 사례를 통해서도 원시인 식사가 치매에 효과가 있음을 알 수 있다.

마지막으로, 원시인 식사의 극적인 효과를 실제 체험한 사람들의 말을 직접 들어보자.

· 원시인 식사가 선사한 기적 같은 치유 경험담 ·

🔵 사례 1 20년간 앓았던 류머티즘이 나아 이젠 여행도 다닌다!
  – 63세 여성 · 류머티즘

20년 전 43세 때 관절 류머티즘이 발병해 하던 일을 그만두게 되었다. 내 경우에는 양 손목과 양 어깨의 관절 변형과 통증이 진행되었는데, 어떻게든 치료를 하고 싶어 도쿄대학 부속병원을 비롯해 류머티즘으로 유명한 병원을 많이 찾아다녔다. 하지만 어느 병원에 가도 처방해주는 약의 부작용만 강하게 나타났을 뿐 치료에 도움을 받을 수는 없었다.

할 수 없이 내가 스스로 판단해서 채소와 과일은 비료와 농약을 전혀 사용하지 않는 것으로 바꾸었다. 또한 몸을 따뜻하게 만드는 방법을 연구했다. 이렇게 류머티즘에 좋다는 것은 뭐든지 적극적으로 구입했지만, 역시나 증상은 조금도 나아지지 않았다. 2010년에는 양다리의 관절이 아프고 부어올라서 걷는 것도 뜻대로 되지 않았다. 류머티즘 때문에 좋아하는 여행도 갈 수 없게 된 것이다.

사키타니 히로유키 박사를 알게 된 것은 그 무렵 인터넷을 통해서였다. 급한 마음에 바로 박사님에게 면담을 요청했다. 그리고 박사님으로부터 "류머티즘은 유전적인 요인이 있지만, 그 계기가 되는 직접적인 원인은 잘못된 생활습관 때문입니다." 라는 말을 듣고 조금 의아하기는 했다. 하지만 박사님의 지도에 따라 식사부터 수면, 정신적인 면까지 모든 생활습관을 개선했다.

처음에는 부은 양다리의 상태가 나아지는가 싶더니 더 심해지는 시기도 있었다. 그리고 혈액의 염증반응은 다행히도 1년에 걸쳐 서서히 개선되었다. 마음이 초조했지만 곧 나을 거라는 믿음을 갖고 기다렸다.

2012년 1월에는, 박사님이 현미채식과 콩 중심의 식생활을 근본적으로 바꾸어야 한다고 알려주었다. 그때까지 고기나 기름기가 몸에 나쁘다고 믿고 있었기 때문에 처음에는 무척 놀랐다. 그러나 나는 박사님을 신뢰하고 과감히 육류, 어패류, 채소, 과일 위주의 식사로 바꾸었다.

그러자 1개월도 지나지 않아, 양다리의 부기가 빠지면서 드디어 걸을 수 있게 되었다. 하지만 20년간 앓아온 류머티즘으로 양 손목과 양 어깨가 변형된 상태이기 때문에 지금도 일상생활을 하려면 다른 사람의 도움이 필요하다. 하지만 혼자 걸을 수 있게 되어, 2012년에는 마침내 런던과 하와이로 여행을 가게 되었다. 박사님을 만날 수 있어서 정말 다행이었다. 좋은 결과를 얻었으니, 앞으로도 당연히 원시인 식사를 계속할 생각이다.

· 사카타니 히로유키 의사의 의견 ·

이 환자는 20년간 류머티즘 관절염을 앓아서 나에게 상담을 하러 왔을 때는 이미 손과 어깨 관절이 파괴되고 변형된 상태였다. 그렇게 악화된 상태에서도 주기적으로 손목이나 어깨 관절에 통증이 있었다.

처음 1년은 생활습관 개선으로 대처할 수 있었지만, 다리 관절에 부기가 심해서 목발을 사용해야 걸을 수 있었다. 혈액검사에서도 염증반응의 지표인 CRP 값이 0이었던 것이 나중에는 1.0을 초과했다. 관절 류머티즘이 급성으로 악화된 것이다.

그래서 원시인 식사를 하도록 처방을 했다. 그러자 한 달 만에 걸을 수 있게 되면서 염증도 가라앉았다. 현재는 해외여행도 연 3회나 갈 수 있을 정도로 건강해졌다.

이 환자는 이전까지 채식주의에 가까운 식사를 하고 있었다. 하지만 채식주의자의 식사는 영양부족에 걸릴 위험이 높은 식사다. 원시인 식사를 통해 영양 상태가 회복되고, 관절의 만성염증을 일으키는 장누수가 회복되어 이만큼이나 자연 치유가 가능했던 것이다.

● 사례 2 당뇨병도 완치되고 7kg 체중 감량까지 성공!
– 38세 여성 · 당뇨병

30대 초반, 회사에서 받은 건강진단을 계기로 내 몸의 혈당치가 높다는 사실을 알게 되었다. 공복 시 혈당치가 110~120mg/dL(정상 혈당치는 70~110mg/dL), 헤모글로빈 A1c[*]는 7.0~7.2%(기준치는 4.6~6.2%)였다. 당시 나는 키 160cm에 70kg을 넘었으니 그와 같은 수치는 아마도 비만의 영향 때문이었을 것이다.

나는 20대에 3명의 아이를 출산했다. 출산 후 여러 번 다이어트를 시도했지만 체중을 줄이기 힘들었다. 당시에 다니던 병원에서는 당뇨병 약을 처방해주면서, 식이요법과 운동요법을 권했지만 지도받은 대로 하기가 너무 힘들었다. 결국 효과를 거의 볼 수 없었다.

이 무렵 사키타니 히로유키 박사님이 운영하는 홈페이지를 통해 박사님을 알게 되었다. 당뇨병이 좀처럼 개선되지 않아 상담했더니 식사법을 바꿔야 한다고 알려주셨다. 이를 계기로 2012년 3월부터 박사님의 지도로 다이어트를 시작했다. 이는 이른바 수렵·채집형 식사, 즉 원시인 식사였다.

● 헤모글로빈 A1c : 포도당과 헤모글로빈이 결합한 당단백질로서 혈당조절의 지표로 이용된다. 혈당치와 달리 식사의 영향에 의한 일시적인 변동이 없는 것이 특징이다.

나는 쌀밥을 좋아해서 많이 먹는 편이었다. 하지만 원시인 식사는 탄수화물은 피해야 하기 때문에, 식사법을 지키는 데는 다소 인내가 필요했다. 그나마 쌀밥을 완전히 금지하는 것은 아니라 다행이었다. "1일 1회 100g 정도라면 쌀밥을 먹어도 됩니다." 라는 말을 들었을 때는 정말 살 것 같았다.

원시인 식사를 시작하기 전 내 체중은 72.3kg이었지만 식사법을 바꾸자 1개월 만에 체중이 3kg 줄었다. 또 3개월이 지나자 다시 1.5kg이 줄어들었고, 10개월 후에는 6.5kg이 줄어 65.8kg이 되었다. 출산 후에 시도한 다이어트는 모두 실패했지만 이번에는 정말 무리 없이 줄일 수 있었다.

체중이 내려갈수록 혈당치도 내려갔다. 3개월이 지나자 식전 혈당이 90mg/dL까지 떨어져서, 이 시점에서 당뇨병 치료제도 끊을 수 있었다. 헤모글로빈 A1c는 현재 5.8%까지 내려갔다. 덕분에 당뇨병이 완치되었다고 할 수 있을 정도다.

이제는 신체적인 컨디션이 좋아졌다는 것을 느낀다. 이전에는 수면을 충분히 취해도 다음날 피로가 가시지 않았다. 끈질긴 피로감도 아마 당뇨병의 영향이었을 것이다. 하지만 지금은 아침에 일어나면 몸이 가볍게 느껴진다. 또한 이전에는 피부도 쉽게 거칠어졌지만, 식사법을 바꾼 후 피부도 좋아져서 화장도 잘되고 있다.

사실, 남편도 당뇨병을 앓고 있는데 증상이 나보다 심했다. 그런데 내가 식사법을 바꾸면서 남편도 함께 원시인 식사를 시도하게 되었고 결과적으로 증상이 개선되었다. 남편의 경우 이전에는 식전 혈당이 300~400mg/dL로 심각한 고혈당 상태였지만, 이제는 110mg/dL까지 내려갔다. 헤모글로빈 A1c도 과거에는 8~9%였지만, 현재는 6%대까지 내려갔다. 덕분에 지금은 스스로 인슐린 주사를 놓을 필요 없이 먹는 약만으로 잘 지내고 있다. 이대로 가면, 원시인 식사 덕분에 우리 부부 모두 당뇨병을 극복할 수 있을 것이다.

· 사키타니 히로유키 의사의 의견 ·

이 환자의 경우는 성인 당뇨병으로 백미와 빵을 과식한 것이 원인이었다. 나에게 상담을 받을 때만 해도 혈당이 크게 높지는 않았지만 다음 단계로 진행되기 직전의 상황이었다. 이대로 가면 췌장을 자극해서 인슐린 분비를 촉진하는 약을 처방받게 될 것이 분명했다.

하지만 당뇨병 치료제는 고인슐린혈증을 초래해, 암과 만성염증의 원인이 된다. 따라서 다음 단계로 진행되기 전에 곧바로 원시인 식사로 바꾸도록 했다. 그 결과 한 달 만에 체중이 3kg이 줄어들었고, 3개월 만에 혈당치가 정상이 되었다. 남편도 당뇨병이었는데, 같은 식이요법을 시도한 후 인슐린 주사를 맞지 않게 되었다.

당뇨병은 당질을 제한하는 것만으로는 근본적인 치료가 되지 않는다. 근본 원인인 췌장의 만성염증과 인슐린 저항을 개선하는 원시인 식사야말로 근본치료가 될 수 있을 것이다.

● **사례 3** 초등학생 때부터 시작된 온몸 중증 아토피, 2주 만에 개선!
　- 16세 여성 · 중증 아토피

나는 초등학교 고학년부터 심한 아토피성 피부염으로 고생해왔다. 피부과에 가도, 스테로이드제 연고를 주는 게 처방의 전부였다. 약을 바르면 일단 피부의 붉은 반점은 사라지지만 가려움증은 해소되지 않아 무심코 긁게 되었고 그때마다 붉은 반점은 곧바로 다시 생겨났다. 특히 자는 동안 무의식적으로 피부를 긁게 돼 아침에 일어날 때마다 피부 상태가 심각했다. 그러다 친구에게 사키타니 히로유키 박사를 소개받은 것은 2012년의 일이다.

박사님에게 "아토피성 피부염의 주요 원인은 피부가 아니라 장 내부에 있다."라는 말을 듣고는 정말 놀랐다. 실제로 나는 치즈 같은 유제품이나 케이크 같은 달콤한 과자류를 정말 좋아했다. 또한 밥이나 콩도 잘 먹는 편이었다. 우선 박사님은 이 식습관부터 고치라고 지도하셨다.

육류, 어패류, 채소, 과일 위주로 먹고, 케이크 같은 것은 가급적 참았다가 주말에만 먹도록 노력했다. 2주 정도 지나자, 피부의 붉은 반점과 가려움이 서서히 가라앉기 시작했다. 그래서 스테로이드제 연고는 가려워서 도저히 참을 수 없을 때만 바르게 되었다.

다시 2주가 지나자 밤에 피부를 마구 긁어대는 일도 없어졌다. 덕분에 스테로이드제를 거의 사용할 필요가 없어졌다. 무엇보다 기뻤던 일은 얼마 전 박사님을 만났을 때 "표정이 밝아졌다."라는 말을 들은 것이다. 내가 생각해도 확실히 우울한 기분이 줄어들었다. 앞으로도 원시인 식사를 지속할 생각이다. 박사님께 다시 한 번 감사드린다.

· **사키타니 히로유키 의사의 의견** ·

이 환자는 공부에 집중하던 초등학교 고학년 무렵부터 아토피 피부염이 악화되었다. 다른 가족에게는 이 같은 질병이 나타나지 않았기 때문에 체질적인 원인은 아니라고 생각했다. 아마도 식사, 수면, 운동 등

잘못된 생활습관과 정신적 스트레스가 큰 계기가 되어 아토피성 피부염이 유발된 것으로 보였다.

초진할 때 보니, 잠자는 동안 무의식적으로 피부를 긁은 탓에 온몸이 상처투성이였다. 예상한 대로, 피부과에서 스테로이드제 연고를 처방받았지만, 효과는 일시적이었으며 피부색 또한 변해 있었다. 하지만 원시인 식사를 시작하자 2주 만에 피부염이 개선되었다. 아토피성 피부염의 원인인 장누수를 방지할 수 있었기 때문에, 피부의 염증반응이 개선된 것이다.

위의 사례를 봐도 원시인 식사를 중심으로 한 생활습관의 개선으로, 아토피성 피부염은 치료가 되는 질병이라는 것을 알 수 있다.

● 사례 4 심각했던 갱년기 장애가 개선된 동시에 12kg 체중 감량
- 48세 여성 · 갱년기 장애

2011년에 폐경 이후 나는 급격한 신체 변화를 겪었다. 갑자기 초조감을 느꼈으며, 감정의 기복도 심해졌다. 또한 갑작스럽게 가슴이 두근거렸고, 덥지도 않은데 갑자기 땀이 흘렀다. 부인과에서는 갱년기장애로 진단을 내리고 여성호르몬을 보충하는 호르몬 대체요법을 실시하려 하였다. 하지만 호르몬 대체요법은 유방암의 위험이 있다고 알고 있어서 고민에 빠졌다. 그즈음 인터넷을 검색하다가 사키타니 히로유키 박사의 '갱년기장애 치료 연구센터'라는 사이트를 알게 되었다. 흥미롭다는 생각이 들어서, 급한 마음에 박사님에게 상담을 요청했다.

박사님을 만나고 제일 먼저 "비만과 갱년기장애 모두가 잘못된 생활습관으로 인한 만성염증질환입니다."라는 말을 들었다. 그리고 박사님의 지도로 식이요법을 시작하였다.

지금 돌이켜 보면, 나는 단 것을 너무 좋아해서 평소 과자를 많이 먹었고, 빵과 파스타도 즐겨 먹었다. 하지만 이 음식들은 모두 원시인 식사에서 피해야 하는 것들이다.

이러한 식습관 때문에 원시인 식사를 처음 시작했을 무렵에는 빵을 먹지 못하는 것이 정말 괴로웠다. 그래서 박사님이 "평일의 식단을 잘 지켰다면 주말에는 좋아하는 빵을 먹어도 좋아요." 라는 말을 듣고는 숨통이 트이는 것 같았다. 그다음부터는 주말을 기다리며 계속할 수 있었다. 그런데 이 새로운 식사법에 익숙해지고 나서부터는 이전처럼 빵을 먹고 싶다는 강한 충동이 들지 않으니 참으로 신기한 일이다.

원시인 식사를 시작한 2011년 2월에서 3개월이 지나자, 초조감이 없어지고 심적으로도 안정을 되찾았다. 또한 두근거림도 사라지고 갑작스럽게 땀도 흐르지 않게 되었다. 체중도 자연스럽게 내려가서 3개월 만에 5kg 감량했다. 원시인 식사를 시작하기 전, 키 158cm에 몸무게가 68kg이었지만 2012년 1월에는 56kg으로 체중을 감량했다. 1년 만에 12kg이 빠진 셈이다. 지금은 컨디션이 아주 좋고, 갱년기 장애도 없어졌다. 그때 박사님에게 상담받을 수 있어서 정말 다행이었다는 생각이 든다.

· 사키타니 히로유키 의사의 의견 ·

이 환자는 에어컨이 켜진 방에서도 땀이 흐르고, 갑작스러운 두근거림, 초조함 등으로 고생하고 있었다. 이는 이른바 갱년기장애 증상을 겪다가 상담을 받게 된 것이다. 따라서 호르몬 대체요법은 장기치료로 인한 부작용이 아직 명확하게 나오지 않았다. 따라서 생활습관 개선에 의한 자연치료를 목표로 정했다. 원시인 식사로 전환하고 1개월이 지나자, 초조했던 마음이 안정을 되찾았으며, 3개월 만에 체중이 줄어들기 시작했다.

장과 뇌, 즉 감정과 정신 상태는 장의 상태와 밀접한 관련이 있다. 원시인 식사는 장을 건강하게 만들고 마음의 안정을 되찾게 해주는 동시에 만성염증을 개선한다. 바로 이러한 점이 갱년기 장애의 완화로 이어진 것이다.

원시인 식사를 하면 여러 다이어트 작용에 의해 식사량을 줄이지 않고 체중을 자연스럽게 줄일 수 있다. 또한 안티에이징 효과도 높은 식사다. 나이가 들어서도 아름다운 체형과 젊음을 유지하고 싶은 여성에게 원시인 식사는 가장 이상적인 식사가 될 것이다.

원시인 식사의 대표적인 추천 식품과 금기 식품 목록

		추천 식품
1	육류	육류 모두. 특히 비계가 적은 육류 소, 돼지, 닭, 양이 좋다. 부위는 상관없다. 그 외 멧돼지, 토끼, 메추라기, 칠면조, 사슴 등
2	어류	전갱이, 아귀, 정어리, 장어, 가다랑어, 가자미, 보리멸, 연어, 고등어, 꽁치, 열빙어, 농어, 대구, 청어, 넙치, 다랑어
3	패류 · 갑각류	피조개, 바지락, 전복, 오징어, 새우, 굴, 게, 문어, 가리비, 바닷가재
4	채소류	아스파라거스, 오크라*, 순무, 호박, 겨자, 꽃양배추, 양배추, 오이, 우엉, 겨자시금치, 고구마, 산초, 차조기, 쑥갓, 생강, 쥬키니, 셀러리, 무, 양파, 토마토, 가지, 부추, 당근, 마늘, 파, 배추, 파슬리, 피망, 브로콜리, 시금치, 파드득나물, 양하, 방울양배추, 양배추, 상추, 연근
5	해조류	다시마, 우뭇가사리, 바닷말, 김, 톳, 큰실말, 미역
6	버섯류	팽이버섯, 큰느타리버섯, 표고버섯, 만가닥버섯, 나도팽나무버섯, 잎새버섯, 송이버섯, 양송이버섯
7	과일류	아보카도, 딸기, 무화과, 오렌지, 감, 키위, 구아바*, 자몽, 체리, 수박, 배, 파인애플, 파파야, 블랙베리, 블루베리, 귤, 멜론, 복숭아, 라임, 사과, 레몬
8	발효 식품	간장, 낫토, 된장
9	알류	달걀, 메추라기알

- 오크라(okra) : 아욱과의 한해살이풀로 보풀로 덮여 있어 날것으로 먹으면 따끔따끔하다. 익힌 오크라는 가지와 아스파라거스를 섞어놓은 듯 순한 맛이 난다.
- 구아바 : 껍질은 황색이며 과육은 분홍색인 열대 과일로 과육은 즙이 많고 달콤하며 비타민을 많이 함유하고 있다. 통조림, 젤리, 잼 등의 원료로 쓰이기도 한다.

	금기 식품	
1	곡류	쌀(백미, 현미, 쌀가공식품), 보리(보리빵, 보리가공식품), 옥수수(옥수수전분, 옥수수시럽), 밀(빵, 우동, 라면, 파스타, 피자, 라자냐, 와플, 스파게티, 도넛, 핫케이크 등 밀가공식품), 호밀(크래커 등 호밀가공식품), 귀리, 조, 기장, 메밀
2	두류	콩(팥, 녹두, 완두콩 등), 콩 가공식품(두부, 팥빙수 팥 등), 잠두, 땅콩(땅콩버터), 병아리콩, 렌즈콩, 발효가 진행되지 않은 된장(흰색 된장)
3	견과류	아몬드, 호박씨, 은행, 밤, 호두, 참깨, 피스타치오, 해바라기씨, 마카다미아너트, 땅콩
4	유제품	우유, 가공유제품, 아이스크림, 버터, 치즈, 생크림, 전유, 탈지유, 요구르트
5	감자류	감자(감자 가공식품), 타피오카
6	과일류	바나나, 포도, 망고
7	알코올류	청주, 맥주, 발포주*, 와인, 소주
8	당이 많은 식품	백설탕, 소금, 벌꿀
	절대 금기 식품	
1	가공육	햄, 베이컨, 소시지, 살라미, 핫도그, 통조림
2	과자류	사탕, 껌, 과자, 케이크, 도넛, 말린 과일, 감자칩, 머핀
3	시판용 음료수류	미네랄 워터, 무가당 차는 제외
4	트랜스지방류	마가린, 땅콩버터, 쇼트닝
5	염분이 많은 식품	소금 절임 식품(절임, 피클, 올리브 절임 등), 짭짤한 견과류, 훈제연어 등 훈제품, 건어물, 샐러드드레싱, 케첩, 소금이 들어간 양념, 생선 통조림

- 발포주 : 주류의 제조 과정에서 발생한 이산화탄소가 술 속에 함유되어 있다가 병마개를 따면 거품이 되는 술 종류.

| 마치며 |

육식이 바로
인간 진화의 원천

연구를 통해 유전학적으로 인간에게 가장 가까운 유인원은 침팬지와 보노보라는 사실을 알게 되었다. 또한 생물학 및 고영장류학과 관련한 서적을 살펴보던 중 인간은 침팬지, 보노보와 약 600만 년 전에 공통 조상에서 분화되었으며, 그 조상이 바로 고릴라, 오랑우탄 등의 유인원이었다는 사실을 알 수 있었다. 그렇다면 같은 조상에서 분리된 인간, 침팬지, 보노보는 어떤 차이와 공통점을 가지고 있을까?

그 대답의 실마리는 영국의 고영장류학자 제인 구달 Jane Goodall을 통해 짐작할 수 있다. 1960년대 탄자니아를 방문 중이던 그녀는 야생 침팬지가 원숭이를 포식했다는 사실을 알게 되었다.

콩고에서 장기간 조사한 한 일본인 연구자에 따르면, 싸움을 좋아하지 않는 보노보도 침팬지와 같은 소형 포유류를 사냥했던 것으로 밝혀졌다. 사람, 침

● 보노보 : 유인원과의 포유류. 피그미침팬지라고도 한다.

팬지, 보노보가 갖고 있던 공통적인 특징은 '사냥과 육식에 대한 충동'이었다. 이들 중 인간은 다른 동물에 비해 본질적으로 뛰어나고 육식을 좋아했던 덕분에, 대뇌가 발달하게 되었고 현재의 문화와 문명을 구축할 수 있었던 것이다.

고영장류학 및 인류학 그리고 고고학에 따르면 '농경 혁명'은 1만 년 전에 일어났다. 농경 혁명을 전후한 시점에서 인류의 수명과 건강 상태의 변화는 내가 예상했던 것과 꼭 들어맞았다.

나는 이 모든 것들이 모두 서로 긴밀한 관계를 맺고 있다는 사실을 발견하고 흥분을 감출 수 없었다. 그리고 내가 발견한 이 원시인 식사가 지금까지 일반적인 의술로는 해결되지 않았던 만성질환과 난치병을 치료할 수 있다는 확신을 얻었다.

먼저 나 자신이 실험대상이 되어 이 원시인 식사를 시도해 보니 체질이 개선되고, 몸과 마음에 에너지가 넘쳐흐르는 것을 실감할 수 있었다. 그 후 가족과 건강을 상담하러 오신 분, 그리고 내가 맡고 있는 클리닉의 수십 명의 환자들에게도 이 식사법을 시도해본 결과 각종 증상과 질병이 개선되었다.

현재도 이 식사법을 시도해보려는 사람들이 점점 늘어나고 있다. 이 책에서 제시하는 원시인 식사는 진화의 관점에서 여러 학문을 통합한 것이다. 지금까지의 세분화된 영양학이나 치료법이 아니라, 서양의 엄격한 심사를 통과한, 과학적 연구를 바탕으로 한 식사법이다.

원시인 식사는 바로 '인류의 유전자에 가장 적합하고 충실한 식사'이며, 현재 나의 연구를 집대성한 것이라고 할 수 있다. 나는 이 책을 계기로 식문화에 변화를 일으키고 싶다는 강렬한 생각이 들었다. 이 책을 읽고 내가 느낀 지적 흥분과 열정을 독자 여러분이 조금이라도 느껴준다면 그저 감사할 따름이다. 또한 이 책을 계기로 한 사람이라도 더 건강을 찾을 수 있다면 저자로서, 의사로서, 그보다 더한 기쁨은 없을 것이다.

마지막으로, 원시인 식사의 일주일 메뉴를 함께 생각해준 아내와 창의적인 요리를 제안해준 사랑하는 딸에게 고마움을 전한다. 원시인 식사를 하며 나도 요리의 즐거움을 처음으로 느낄 수 있었다.

또한 나의 열정을 그대로 받아들여, 책을 정리해주신 출판사 직원 여러분들과 나의 제안에 따라 원시인 식사를 시도하신 모든 분들께 감사드린다. 여러분의 도움 없이는 여기까지 올 수 없었을 것이다. 여러분의 뜨거운 마음이 하나가 되어 훌륭한 책이 탄생한 것이다. 다시 한번 감사드린다.

사키타니 히로유키

| 원시인 식사법 참고 문헌 |

• Chapter 1

J Hum Evol 2003 Aug;45(2):169-77 / Science 1999 Apr 23;284(5414):625-9 / Science 1999;284,629-635 / In Human Brain Evolution : The Influence of Freshwater and Marine Food Resources 2010;pp.137-171 / Am J Hum Biol 2002;(14): 551-565 / Evol Anthropol 1990; (7):197-205 / Food and Evolution Philadelphia : Template University Press, 1987;pp.93-108 / Curr Anthropol 1995;36:199-222 / In Human Brain Evolution : The Influence of Freshwater and Marine Food Resources 2010; pp. 33-76 / Comp Biochem Physiol A Mol Integr Physiol 2003;136:5-15 / Br J Radiol 1991;(64):149-159 / Arch Dis Child 1973; (48):757-767 / Comp Biochem Physiol A Mol Integr Physiol 2003;136,5-15 / In Human Brain Evolution : The Influence of Freshwater and Marine Food Resources 2010; pp. 1-11 / Hum Genet 2009 Jan;124(6):579-591 / Theoretical population biology 69 (3):339-48 / Encyclopedia of Quality of Life Research (Springer, Berlin) / Biochem physiol A Mol Integr physiol 2003;136, 95-112 / Annu Rev Nurl 2005;25, 391-406 / J Neurochem 2008;106, 1503-1514 / Thomas Hobbes, The English Works, vol. III (Leviathan) [1651]-"Chapter VIII: Of the Natural Condition of Mankind As Concerning Their Felicity, and Misery" / 『Man the Hunted: Primates, Predators, and Human Evolution』 2005 /

『Man the Hunter』 1986 / 『The Origins of Culture』 1977 / 『家族進化論』 山極寿一・東京大学出版会 / 『ヒトはなぜヒトを食べたか』 マーヴィン・ハリス・鈴木洋一 訳・早川文庫 / 『加速する肥満』 ディードリ・バレット・小野木明恵 訳・NTT出版 / 『人類史のなかの定住革命』 西田正規・講談社学術文庫 / 『健康と文明の人類史』 マーク・N・コーエン・中元藤茂 ら 訳・人文書院 / 『一万年の進化爆發』 グレゴリー・コクラン, ヘンリー・ハーペンディング・古川奈々子 訳・日経BP社 / Annu Rav Anthropol 1995;(24)185-213 / J Nutr 2003;(133):3893S-3897S / Prev Med 2002;34, 119-123 / Annu Rev Anthropol 1995;(24):185-213 / J Nutr 2003;(133):3893S-3897S / European Journal of Clinical Nutrition 1997;51:207-216 / World Rev Nutr Diet 1999; 84:20-73 / Food and Evolution : Toward a Theory of Human Food Habits 1987; pp.261-283 University Press / Am J Med 1988;(84):739-749 / Am J Clin Nutr 2000 Mar; 71(3) : 682-692 / Egalitarian societies Man 1982;17:431-451 / The University of Chicago Press 1987;pp.282-296 / Annu Rev Nutr 1984; 4,521-562 / Adv Exp Med Biol 1980;122A:227-31 / Mol Biol Evol 2002 May; 19(5):640-53 / Ann Rheum Dis 2000 Jul;59(7):539-43 / Mayo Clin Proc 2004;79(1):101-108 / Am J Clin Nutr 2005;81(2):341-354 / Am J Clin Nutr 2009;89:1357-1365 / Am J Clin Nutr 1990 Sep;52(3):491-4 / Diabetes 33, 596- 603 / Am J Clin Nutr 2006 Apr;83(4):780-7 / JAMA 1929;93:20-22 / Nutr Metab (Lond) 2005;2:25 / Eur J Clin Nutr 2002; 56 (suppl 1):S42-S52 / Physiol Behav 1995; 62: 563-570 / Eur J Clin Nutr 1996; 50: 409-417 / Int J obs 1990; 14: 743-751 / Diabetes March 2008 vol. 57 no. 3 594-605 / Cancer Cell Volume 12, Issue 1, 10 July 2007;pp. 9-22 / Am J Clin Nutr 2005;81(2):341-354 / Am J Clin Nutr 2008;87(3):627-637 / Circulation 2010 Jun 1; 121(21):2271-2283 / Pios med 2010 Mar 23; 7 (3):e1000252 / Am J Clin Nutr 2010;91(3)535-546 / Am J clin Nutur 2000 Mar; 71(3):682-92 / Clin Nutr 2010;29(1):5-12 / American Journal of Clinical Nutrition (American Society for Nutrition) 83 (6, supplement): 1483S-1493S / International Journal of Cancer (UICC International Union Against Cancer) 123 (7):1637-1643 / The Journal of Clinical Investigation 117(7):1866-1875 / Lancet 1994;343(8911):1454-1459 / Eur J Clin Nutr 2002;56(Suppl 1):S42-S52 / J Lipid Res. 2005 Feb;46(2):269-80 / Am J Clin Nutr October 1997 vol. 66 no. 4 1011S-1017S / Circ Arrhythm Electrophysiol 2012;5:728-738/ Nutrition and Cancer Volume 39, Issue 2, 2001 /

Am J Clin Nutr 2005;81(2):341-354 / N Engl J Med 2007; 356:1966-1978 / Am J Clin Nutr 2005;81(2)341-354 / Am J Clin Nutr 2005;81(2):341-354 / Am J Clin Nutr 2010;92(4):940-945 / Eur J Nutr 2001;40(5):200-213 / J Nutr January 2010 vol. 140 no. 1 201S-207S / Am J Clin Nutr September 1988 vom. 48 no. 3 863-867 / Int J Dermatol 2004; 43 (1):1-5 / Am J Clin Nutr 2009 Jul; 90(1):124-131 / Am J Clin Nutr 1971; 24: 1204-1206 / Nutr Res 1991; 11:429-438 / World Rev Nutr Diet 1999;84:19-73 / N Engl J Med 2007;357(3):266-281 / J Am Coll Cardiol 2008;52(24):1949-1956 / Am J Clin Net 2007; 86: 1780-1790 / J Bone Miner Res 2010 Oct 14

- **Chapter 2**

Obesity Reviews 2011;12:449-458 / Obesity (Silver Spring) 2011;19(11):2280-2 / Diabetes 2008;57(6): 1470-1481 / Br J Nutr 2000;83(3):207-217 / Sci Am 2009 Aug; 301(2):54-61 / Am J Clin Nutr 2007;86(5):1286-1292 / Am J Physiol Endocrinol Metab 2007;292(3):E740-747 / clin Exp Rheumatol 1995 Sep-Oct; 13(5):603-607/ N Engl J Med 1999;341:2068-2074 / Atherosclerosis 1989; 77: 251-256 / Saudi Med J 2008 Jun; 29(6):803-807 / Int J Food Sci Nutr 2009; 60 Suppl 7 : 330-340 / Int J Cancer 2009 May 15; 124(10):2416-2429 / Med Hypotheses 2005; 65 (6):1028-1037 / Environ Health Perspect 2001 Jan;109(1):27-33 / Gut June 19 2012; gutjnl-2012-302362v2-gutjnl-2012-302362 / Lancet 1993; 341:1363-1365 / Lancet 1998; 352: 1831-1832 / Adv Drug Deliv Rev 2004 Mar 3; 56(4): 459-480 / Regul toxicl Pharmacol 2005 Feb; 42(1):66-72 / Cytotechnology 2005 Jan; 47(1-3):89-96 / Physiol Rev 2011 Jan;91(1):151-75 / The American Journal of Gastroenterology 2012 July;107:1079-1087 / Nature Immunol 2003; 4: 269-273 / New Eng J Med 2008; 359: 756-759 / Science 2008; 320: 226-230 / Science 2001; 291: 881-884 / Neurogastroenterology & Motility 2011; 23: 255-e119 / Nature 2008; 453, 620-625 / Nature Medicine 2008; 14, 170-175

• Chapter 3

Am J Clin Nutr 2000;71:682-692 / Metabolism 1983; 32: 757-768 / BMJ 2012 Jun 26;344:e4026 / Annu Rev Nutr 2009;29: 21-41 / N Engl J Med 2010;363(22):2102-2113 / J Clin Nutr 2011 Jan; 93(1):158-171 / Am J Clin Nutr 2007 86: 1780-1790 / J Bone Miner Rose 2010 Oct 14 / 『Don't Drink Milk』 Frank A Oski 1977 / Circulation. 1993; 88: 2771 -2779 / Int J Cardiol 2003 Feb; 87(2-3): 203-216 / BMJ 2010 Jul 29; 341 : C3691 / Clin Sci 1962 Apr; 22: 185-193 / Hypertension 1993; 21: 1024-29 / British Journal of Nutrition 2005;93,157-177 / Allergology International 2011;60:221-236 / Pediatrics 1989 Feb;83(2): 262-266 / Med Hypotheses 2010 Apr ;74(4): 732-734 / Am J Clin Nutr 2009 Sep;70(3):516S-524S / Am J Clin Nutr 2010 Sep;64(9):933-939 / Nutr Rev 2008 May; 66(5): 250-255 / Clin Diagn Lab Immunol 2009; 47(3):334-338 / Am J Clin Nutr 2007 Nov; 86(5): 1384-1391 / JAMA 2005 Mar 2;292(9): 1082-1088 / Hum Reprod 2006 Jul; 21(7): 1725-1733 / Biol Trace Elem Res 2009 Mar; 127(3): 228-233 / Eur J Clin Nutr 2009 Jul; 90(1):124-131 / Ann Nutr Metab 2003;47(5):183-5 / Endocrine Reviews June 2009;30(4):376-408 / Public Health Nutr 2011 Feb; 12(2):340-346 / The Journal of Immunology 2012; 188 :2127-2135 / Am J Pathol 2010;177(4):1576-15791 / J Lipid Res 2005 Feb ;46(2):269-80

• Chapter 4

International Journal of Sport Nutrition and Exercese Metabolism 12(3):396-402 / British Journal of Nutrition 1983;50, 1-13 / Food & Nutrition Research 2010;54: 5144 / Int J Obes 1990 Sep;14(9):743-51 / Physiol Behav 1997 Sep;62(3):563-70 / Eur J Clin Nutr 2006 Jul;60(7):897-902 / Epub 2006 Feb 15 / Metabolism Vol 43, Issue 12, December 1994;1481-1487 / Food and Western Desease: Health and Nutrition from an Evolutionary Perspective Chichester UK: Wiley-Blackwell; 2010 / Nutrition & Metabolism 2006; 3:39 / Diabetologia 2007 Sep;50(9):1975-807 / Nutr Metab(Lond) 2010 Nov 30;7:85 / Eur J Clin Nutr 2008 May;62(5):682-5 / Eur J Clin Nutr 2009 Aug;63(8):947-55 / Cardiobasc DiaBetol 2009 Jul 16;8:35 / Diabetes Care 2011 Jul;34(7):1610-6 / Can Ned Assoc J 1984;130:25-32 / Nature Reviews Cancer 2010; 10: 728-733 / J Alzheimers Dis 2012 Jan 1;32(2):329-39 / Panminerva Med

2012 Sep;54(3):171-8 / Curr Med Chem 2010;17(21): 2232-2252 / J Neurosci Res 2008 Jul;86(9):2071-82 / Neurobiology of Aging 2011; 32(5): 763-777

• **Chapter 5**

International Journal of Cancer 2008; 122(9):2904-2100 / Cancer EPidemiology Biomarkers and Prevention 2007;16(11):2304-2312 / American Journal of Clinical Nutrition 2008;87(5):1438 / Nature 2002; 419(6906):448-450 / Journal of Agricultural and Food Chemistry 2003; 51(16):4504-4526 / Laboratory Investigation 2010;90, 1117-1127 / American(10):2232-7 / J Am Diet Assoc 2010;110:911-916 / Pharmaceutical Biology, February 2010 Vol. 48 No. 2;pp151-157 /Asian Pacific Journal of Tropical Medicine 2011;241-247

원시인 식사법

1판 1쇄 | 2013년 12월 24일
지 은 이 | 사카타니 히로유키
옮 긴 이 | 박유미
발 행 인 | 김인태
발 행 처 | 삼호미디어
등   록 | 1993년 10월 12일 제21-494호
주   소 | 서울특별시 서초구 양재동 6-38 윈윈센터 4층 ㉾137-886
            www.samhomedia.com
전   화 | (02)544-9456
팩   스 | (02)512-3593

ISBN 978-89-7849-492-2 (13510)

Copyright 2013 by SAMHO MEDIA PUBLISHING CO.

이 도서의 국립중앙도서관 출판시도서목록(CIP)은
서지정보유통지원시스템 홈페이지(http://seoji.nl.go.kr)와
국가자료공동목록시스템(http://www.nl.go.kr/kolisnet)에서
이용하실 수 있습니다.
CIP제어번호 : CIP2013024150

출판사의 허락 없이 무단 복제와 무단 전재를 금합니다.
잘못된 책은 구입처에서 교환해 드립니다.